SITUACIÓN ACTUAL DE LA HUMANIZACIÓN DE LA ATENCIÓN SANITARIA EN ESPAÑA

REVISIÓN 2023-2024

SITUACIÓN ACTUAL DE LA HUMANIZACIÓN DE LA ATENCIÓN SANITARIA EN ESPAÑA

REVISIÓN 2023-2024

JULIO ZARCO RODRÍGUEZ Y JOSÉ ANTONIO MARTÍN URRIALDE

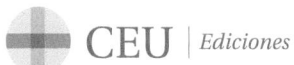

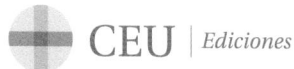 CEU | *Ediciones*

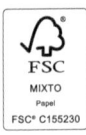

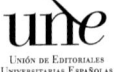

Esta editorial es miembro de UNE, lo que garantiza la difusión y comercialización de sus publicaciones a nivel nacional e internacional.

Situación actual de la humanización de la atención sanitaria en España. Revisión 2023-2024

© Julio Zarco Rodríguez y José Antonio Martín Urrialde, 2024
© de la edición, Fundación Universitaria San Pablo CEU, 2024
© Fundación HUMANS, 2024

CEU *Ediciones*
Julián Romea 18, 28003 Madrid
Teléfono: 91 514 05 73
Correo electrónico: ceuediciones@ceu.es
www.ceuediciones.es

ISBN: 978-84-19976-24-6
Depósito legal: M-10907-2024

Maquetación y diseño de cubierta: Andrea Nieto Alonso (CEU *Ediciones*)
Icono de cubierta: Freepik de www.flaticon.com

Impresión: Imedisa Artes Gráficas, S.L.U.
Impreso en España

ÍNDICE

PRÓLOGOS

LA FORMACIÓN EN HUMANIZACIÓN, UN OBJETIVO ESTRATÉGICO

Los estudiantes que optan por cursar alguna carrera sanitaria son, generalmente, personas con buenas habilidades sociales y niveles de empatía elevados. Sin embargo, esas destrezas y actitudes deben educarse y desarrollarse para ayudarles a ser verdaderamente competentes en humanización de la salud. De ellos, de los nuevos profesionales, dependerá crear ambientes amables y dar un trato digno a nuestra población más vulnerable, a pacientes y a familiares. Nadie da lo que no tiene; por ese motivo, la Universidad adquiere el compromiso hacia sus alumnos de aportarles una formación integral que les permita crecer y madurar intelectual, profesional y personalmente. Como reza un conocido adagio, el profesional de la salud debe «curar a veces, aliviar a menudo, consolar siempre». Hace unos años se hizo viral el testimonio de una médico residente que mostraba su descontento ante una formación universitaria que lo único que le había enseñado sobre el sufrimiento fue «cuál era el pH de una lágrima» o «la escala EVA del dolor», pero nadie le enseñó «cómo consolar el dolor de perder a Eva».

La formación en humanización en la relación entre el profesional sanitario y el paciente es un objetivo estratégico de la Facultad de Medicina de la Universidad

CEU San Pablo, que en el curso 2023-2024 celebra el 50 aniversario de la implantación de los estudios de Medicina. Desde entonces, la dedicación a la formación en humanidades y en humanización de la sanidad ha ocupado un lugar destacado en los planes de estudio de nuestros títulos de Ciencias de la Salud. Algunas actividades relevantes realizadas en los últimos diez años son los seminarios de Ciencia y Humanismo, las jornadas de Antropología, las jornadas de Humanidades Médicas, la estrecha colaboración en los Congresos de Bioética de la universidad o la creación de la Cátedra de Educación Médica y Humanización «Nemesio Díez».

En esta línea, en el año 2020 se constituyó el Observatorio de Humanización de la Asistencia Sociosanitaria en una alianza estratégica con la Fundación Humans. Su misión consiste en definir, estudiar, potenciar e investigar el campo de la «homosfera sociosanitaria», entendida como el conjunto de interrelaciones mutuas entre los profesionales sociosanitarios, las organizaciones y los pacientes, que integra todos los elementos que garantizan una atención humana en sus campos psicoafectivo y social, para que todas las personas, cuando son pacientes, se sientan acogidas con la humanidad necesaria por los sistemas de salud.

Este documento, primer trabajo del Observatorio, presenta una nítida fotografía del estado de la humanización en España mediante el análisis de los planes autonómicos vigentes que se ocupan de la humanización, tanto de los que están específicamente centrados en ésta, como los que tienen un carácter más global (planes de salud) pero prestan también especial atención a determinados aspectos directamente vinculados con la humanización. El estudio llevado a cabo nos da información fiable para conocer la situación actual de los planes de humanización en nuestro país y ofrece a sus responsables información valiosa para el diseño y desarrollo de acciones concretas. Un primer paso para poder mejorar es evaluar previamente.

Quiero destacar el importante papel que lleva a cabo la Fundación Humans, que tan acertadamente preside el profesor Julio Zarco. Les animo a continuar trabajando para conseguir una relación profesional sanitario-paciente más humana en este mundo convulso y acelerado que nos ha tocado vivir. En el afán de mejorar la personalización y la humanización de la atención sanitaria siempre encontrarán el apoyo y la colaboración de la Facultad de Medicina de la Universidad CEU San Pablo.

ROSA VISIEDO
Rectora de la Universidad CEU San Pablo

LA HUMANIZACIÓN EN ESPAÑA, UNA REALIDAD

La humanización de la atención a las personas cuando están enfermas, es decir, cuando están más vulnerables, es una acción inherente a cualquier profesión sanitaria y a cualquier sistema sanitario que pone en el centro de su interés al ciudadano, es decir, a la persona. Desde los años 80 que se creó la Ley General de Sanidad, que vertebra y organiza nuestra atención sanitaria, hasta entrado el presente siglo XXI, no se trabajó de manera organizada y por iniciativa institucional en planes estratégicos de humanización de la asistencia sanitaria. En 2024 la situación es radicalmente distinta y es que, en los últimos años, la amplia mayoría de las comunidades autónomas han establecido sus propios departamentos, subdirecciones y direcciones de humanización. De esta suerte, podríamos decir que en estos momentos la humanización de la atención sanitaria es una realidad en nuestro país.

Hace dos años, la Fundación Humans para la promoción de la humanización de la atención sociosanitaria y la Universidad CEU San Pablo suscribieron una alianza a través de un convenio para crear el primer observatorio de la humanización en nuestro país. El Observatorio se creó, entre otras finalidades, para estudiar el desarrollo y evolución de las distintas iniciativas en humanización en nuestro territorio, así como en otros países. Además, tiene la finalidad de buscar sinergias, áreas de mejora y potenciación entre los distintos servicios de salud en las áreas de calidad percibida, personalización y humanización. Como es lógico, todo observatorio observa, y esta función requiere velar por aquellos aspectos del sistema sanitario que deben mejorarse para que la atención a las personas se realice dentro de los valores de los principios del humanismo sociosanitario.

Producto de esta alianza estratégica entre nuestras dos instituciones y del seno del Observatorio de Humanización, nace este primer trabajo que analiza todos los planes estratégicos de las comunidades autónomas y de sus respectivos servicios de salud. Este trabajo de más de un año de duración ha representado un esfuerzo de síntesis y análisis de todas las actividades de humanización que a día de hoy se están llevando a cabo en nuestro país. Es un trabajo comparativo que tendrá una elevada utilidad tanto para profesionales de los servicios de salud como para los responsables, decisores y planificadores sanitarios a la hora de evaluar el impacto de sus planes, así como de planificar nuevas acciones. Este mapeo de los planes estratégicos de humanización brindará también el marco adecuado para poder observar las distintas tendencias y orientaciones en los planes de salud y generar sinergias que cohesionen el sistema sanitario y lo fortalezcan para aumentar la equidad y la sostenibilidad de éste.

Este proyecto será revisado y reactualizado para poder convertirse en un foro abierto y participativo de todas las administraciones sanitarias y servir de herramienta objetiva, científica y rigurosa que ayude en la gestión eficiente y humana del sistema sanitario.

Julio Zarco
Presidente de la Fundación Humans

INTRODUCCIÓN

La humanización de la atención sociosanitaria es un proceso continuo que busca mejorar la calidad de los servicios de salud, promoviendo una atención centrada en la persona, en la que se tenga en cuenta tanto las necesidades médicas como las emocionales y psicológicas de los pacientes.

Vivimos un punto de inflexión en el que los grandes avances tecnológicos y científicos, que mejoran la calidad de vida de los usuarios y su expectativa de vida, se acompañan de una despersonalización en los tratamientos y la asistencia que afecta tanto al paciente como al profesional.

La humanización es una actitud, es una cultura y es una forma de aproximarse al mundo del paciente y de la familia. Cuando una persona enferma, enferma la familia y enferma todo el ecosistema donde ese individuo se encuentra.

Los profesionales de la salud que el paciente reconoce como buenos no solo deben tener reconocidas habilidades técnicas, sino también demostrar competencias en prestar atención al paciente y ser receptivos a la información que este ofrece (escucha activa), facilitando una información inteligible para el paciente (comunicación asertiva).

A medida que el diagnóstico y el tratamiento de muchas enfermedades se benefician de una gran tecnificación y tecnologización, el factor humano se relega y el profesional se centra en curar pero no en cuidar, olvidando que la salud es la presencia de bienestar físico, mental y social.

En 1984 se lanzó el Plan de Humanización de la Asistencia Hospitalaria en España, el cual fue la primera iniciativa de envergadura en este sentido. Durante la última década –especialmente entre los años 2016 y 2023– se han puesto en marcha distintos Planes de Humanización de la Asistencia Sanitaria en diferentes comunidades autónomas (CC. AA.). El objetivo de estos planes es mejorar la atención a los pacientes, aumentando su participación y toma de decisiones en relación con su salud. Para ello, incluyen diferentes medidas como la formación de los profesionales sanitarios en habilidades comunicativas, el fomento de la empatía y la compasión, la promoción de la atención integral y personalizada, así como el uso de las nuevas tecnologías para mejorar la atención sanitaria.

Sin embargo, a pesar de estos esfuerzos, aún hay aspectos en los que la humanización de la atención sanitaria en España necesita mejorar. Según los datos del Barómetro Sanitario publicados por la Moncloa en 2024 sobre la satisfacción de los ciudadanos con el sistema sanitario público, solo el 56,7% de la población "opina que el sistema sanitario de nuestro país, en general, funciona bastante bien o que funciona bien, aunque son necesarios algunos cambios". En este mismo documento, se indica, por ejemplo, que el 43,5% de los encuestados piensa que el problema de las listas de espera hospitalarias no ha mejorado, mientras que el 33,9% va más allá y piensa que, en realidad, ha empeorado en los últimos 12 meses[*]. Además, la falta de tiempo y de recursos en algunos servicios sanitarios puede dificultar la atención personalizada y la humanización de la atención.

---

[*] https://www.lamoncloa.gob.es/serviciosdeprensa/notasprensa/sanidad14/Paginas/2024/070223-barometro-sanitario-2023.aspx

El concepto de humanización hace referencia al abordaje integral de la persona, donde interactúan las dimensiones biológica, psicológica, social y conductual, otorgando igual importancia a las necesidades sociales, emocionales y psicológicas que a las físicas y técnicas. Esto significa hacer referencia a la persona para promover y proteger la salud, curar las enfermedades, garantizar un ambiente que favorezca una vida sana y armoniosa a nivel físico, emotivo, social y espiritual.

Surge por ello la pregunta: ¿están actualmente los profesionales de la salud preparados para esta transición, desde los modelos tecnológicos a los humanizantes, en cuanto a su atención y relación con el paciente?

Así, este documento presenta una foto puntual del estado de la humanización en España mediante el análisis de los planes autonómicos vigentes que se ocupan de la humanización, tanto de los que están específicamente centrados en ésta como los que tienen un carácter más global (planes de salud) pero prestan también especial atención a determinados aspectos directamente vinculados con la humanización.

ANTECEDENTES

Para un mejor entendimiento del camino que ha recorrido la humanización en el ámbito de la atención sanitaria es necesario hacer un breve repaso de los principales hitos que se han ido alcanzando por parte de las distintas administraciones públicas en España, tanto nacionales como autonómicas, desde que la humanización entró en la agenda de éstas con objetivos definidos y la voluntad de llevarlos a cabo.

1. EL INSALUD COMO PUNTO DE PARTIDA DE LA CULTURA DE HUMANIZACIÓN EN ESPAÑA

El Instituto Nacional de la Salud (INSALUD) fue una entidad que existió en España hasta el año 2002, cuando fue reemplazado por el actual Sistema Nacional de Salud (SNS). Durante su existencia, el INSALUD fue responsable de la gestión y financiación de la mayoría de los servicios de salud públicos en el país.

En 1984, el INSALUD publicó el Plan de Humanización de la Asistencia Hospitalaria, el cual buscaba mejorar la atención sanitaria mediante una atención integral y personalizada que considerara las necesidades médicas, emocionales y psicológicas de los pacientes. El plan se centró principalmente en mejorar las condiciones de las personas ingresadas a fin de crear un entorno más acogedor y socialmente conectado para ellos. Este fue un hito notable en la promoción de la humanización de la atención sanitaria, destacando la importancia de tratar a los pacientes de manera integral.

Tres años más tarde, en 1987, el INSALUD lanzó el programa Humanización de Hospitales y Atención Primaria. Este programa incluía diferentes medidas para fomentar la humanización, como la creación de comités de humanización en los hospitales, la formación de los profesionales sanitarios en habilidades comunicativas y la promoción de la participación activa de los pacientes en la toma de decisiones sobre su propia salud.

A pesar de que el INSALUD ya no existe como tal, muchas de las iniciativas y medidas que se pusieron en marcha durante su existencia han sido continuadas y mejoradas por el actual SNS. A día de hoy, la humanización sanitaria sigue siendo un objetivo prioritario en España y se están llevando a cabo diferentes programas y proyectos para mejorar la calidad de los servicios de salud y el trato a los pacientes.

2. EL SISTEMA NACIONAL DE SALUD Y LA TRANSFERENCIA DE LAS COMPETENCIAS A LAS COMUNIDADES AUTÓNOMAS

El SNS es un sistema de atención médica público y universal que brinda cobertura de salud a todos los ciudadanos. La creación del SNS en España fue un paso importante en la evolución del sistema de salud de nuestro país.

El SNS se basa en los principios de equidad, universalidad y solidaridad, y se rige por la Ley General de Sanidad de 1986.

Su objetivo principal es garantizar el acceso equitativo a los servicios de salud en todo el país. Para lograrlo, el sistema se organiza en diferentes niveles de atención, desde la atención primaria hasta la atención hospitalaria. Los ciudadanos tienen derecho a recibir atención médica gratuita o con un copago mínimo, dependiendo del tipo de servicio y su situación económica.

El financiamiento del SNS proviene de impuestos generales y contribuciones de los empleados y empleadores al sistema de seguridad social. Estos fondos se distribuyen entre las diferentes CC. AA. de España, que son responsables de gestionar y prestar los servicios de salud en su territorio.

Desde su creación, el SNS ha experimentado cambios y mejoras continuas para adaptarse a las necesidades cambiantes de la sociedad y abordar los desafíos de salud. Se han implementado medidas para mejorar la eficiencia, la calidad y la accesibilidad de los servicios de salud, así como para fortalecer la prevención y promoción de la salud.

En 2002, España llevó a cabo la transferencia de las competencias sanitarias a las CC. AA. Esta transferencia significó que las CC. AA. asumieron la responsabilidad de gestionar y prestar los servicios de salud en sus respectivos territorios.

Antes de esta transferencia, el sistema de salud en España estaba centralizado y bajo la responsabilidad del Gobierno central. Sin embargo, con el objetivo de descentralizar el sistema y dar mayor autonomía a las regiones, se decidió transferir las competencias sanitarias a las CC. AA.

La transferencia de competencias sanitarias a las CC. AA. implicó que éstas se convirtieran en las encargadas de planificar, financiar y administrar los servicios de salud en sus territorios. Esto incluyó la gestión de hospitales, centros de atención primaria, programas de salud pública y otros aspectos relacionados con la atención médica.

Cada C. A. tiene la responsabilidad de organizar su propio sistema de salud, adaptándolo a las necesidades y particularidades de su población. Esto ha llevado a cierta variabilidad en la estructura y el funcionamiento de los sistemas de salud en cada región.

La transferencia de competencias sanitarias también ha permitido a las CC. AA. tomar decisiones más cercanas a la realidad local y responder de manera más eficiente a las necesidades de sus ciudadanos. Sin embargo, también ha supuesto el reto de coordinar y garantizar una atención sanitaria equitativa y de calidad en todo el país.

Este proceso de descentralización tuvo especial influencia en el desarrollo de la humanización en España, puesto que a partir de ese momento su promoción y desarrollo pasó a depender íntegramente de las distintas CC. AA. que, como se muestra en la siguiente figura, lo hicieron con distintas prioridades y tiempos.

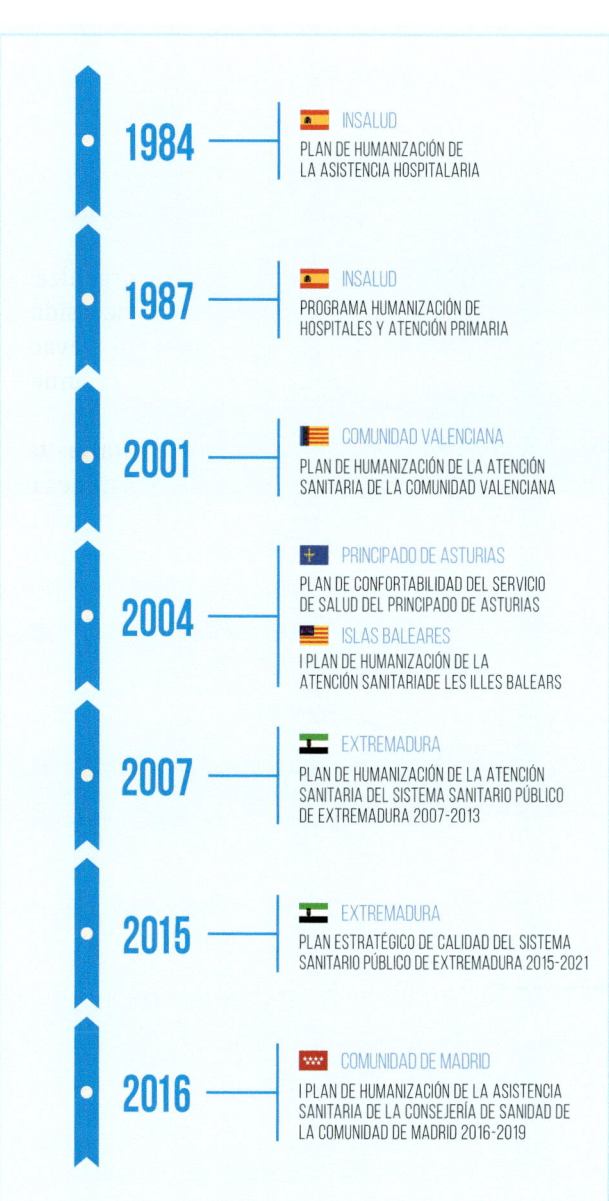

1984 — INSALUD
PLAN DE HUMANIZACIÓN DE
LA ASISTENCIA HOSPITALARIA

1987 — INSALUD
PROGRAMA HUMANIZACIÓN DE
HOSPITALES Y ATENCIÓN PRIMARIA

2001 — COMUNIDAD VALENCIANA
PLAN DE HUMANIZACIÓN DE LA ATENCIÓN
SANITARIA DE LA COMUNIDAD VALENCIANA

2004 — PRINCIPADO DE ASTURIAS
PLAN DE CONFORTABILIDAD DEL SERVICIO
DE SALUD DEL PRINCIPADO DE ASTURIAS

ISLAS BALEARES
I PLAN DE HUMANIZACIÓN DE LA
ATENCIÓN SANITARIADE LES ILLES BALEARS

2007 — EXTREMADURA
PLAN DE HUMANIZACIÓN DE LA ATENCIÓN
SANITARIA DEL SISTEMA SANITARIO PÚBLICO
DE EXTREMADURA 2007-2013

2015 — EXTREMADURA
PLAN ESTRATÉGICO DE CALIDAD DEL SISTEMA
SANITARIO PÚBLICO DE EXTREMADURA 2015-2021

2016 — COMUNIDAD DE MADRID
I PLAN DE HUMANIZACIÓN DE LA ASISTENCIA
SANITARIA DE LA CONSEJERÍA DE SANIDAD DE
LA COMUNIDAD DE MADRID 2016-2019

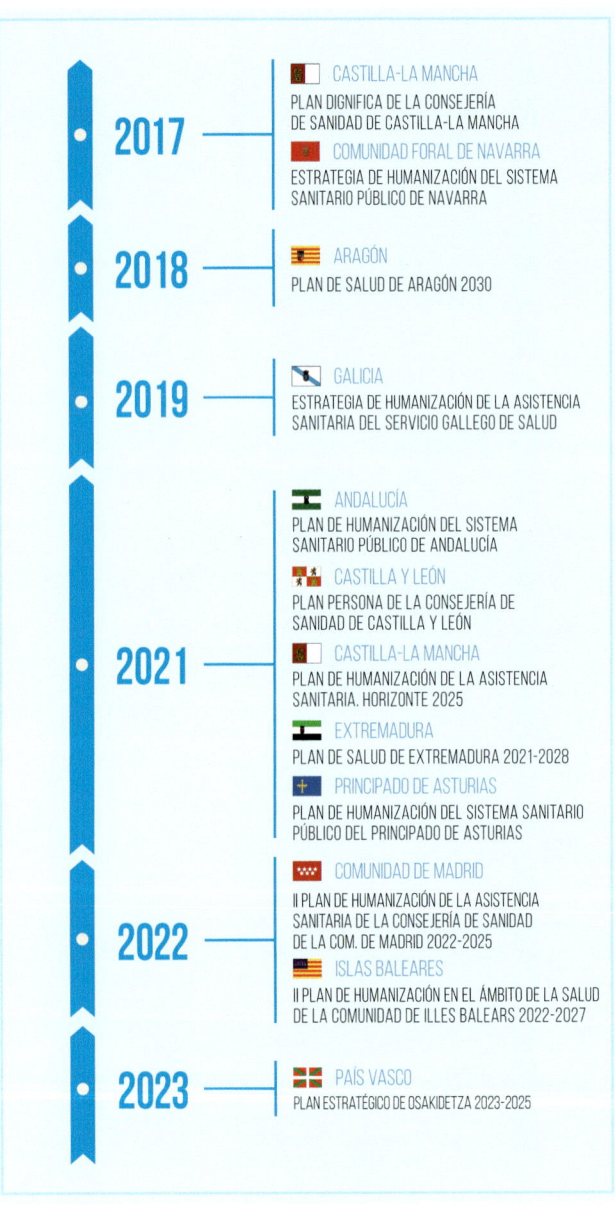

2017

CASTILLA-LA MANCHA
PLAN DIGNIFICA DE LA CONSEJERÍA
DE SANIDAD DE CASTILLA-LA MANCHA

COMUNIDAD FORAL DE NAVARRA
ESTRATEGIA DE HUMANIZACIÓN DEL SISTEMA
SANITARIO PÚBLICO DE NAVARRA

2018

ARAGÓN
PLAN DE SALUD DE ARAGÓN 2030

2019

GALICIA
ESTRATEGIA DE HUMANIZACIÓN DE LA ASISTENCIA
SANITARIA DEL SERVICIO GALLEGO DE SALUD

2021

ANDALUCÍA
PLAN DE HUMANIZACIÓN DEL SISTEMA
SANITARIO PÚBLICO DE ANDALUCÍA

CASTILLA Y LEÓN
PLAN PERSONA DE LA CONSEJERÍA DE
SANIDAD DE CASTILLA Y LEÓN

CASTILLA-LA MANCHA
PLAN DE HUMANIZACIÓN DE LA ASISTENCIA
SANITARIA. HORIZONTE 2025

EXTREMADURA
PLAN DE SALUD DE EXTREMADURA 2021-2028

PRINCIPADO DE ASTURIAS
PLAN DE HUMANIZACIÓN DEL SISTEMA SANITARIO
PÚBLICO DEL PRINCIPADO DE ASTURIAS

2022

COMUNIDAD DE MADRID
II PLAN DE HUMANIZACIÓN DE LA ASISTENCIA
SANITARIA DE LA CONSEJERÍA DE SANIDAD
DE LA COM. DE MADRID 2022-2025

ISLAS BALEARES
II PLAN DE HUMANIZACIÓN EN EL ÁMBITO DE LA SALUD
DE LA COMUNIDAD DE ILLES BALEARS 2022-2027

2023

PAÍS VASCO
PLAN ESTRATÉGICO DE OSAKIDETZA 2023-2025

OBJETIVOS

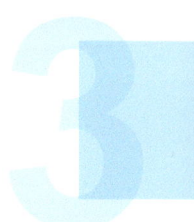

En general, los objetivos de un estudio descriptivo como el que nos ocupa se centran en proporcionar una descripción completa y precisa de una situación o fenómeno particular. Estos objetivos sirven como guía para el diseño del estudio, la selección de las variables a medir (indicadores, en nuestro caso), la elección de la muestra (los planes a analizar), así como los métodos de recopilación (búsquedas) y análisis de datos (comparación de indicadores), con el fin de obtener una imagen detallada y objetiva de la situación investigada.

En línea con este patrón, los dos objetivos de este estudio descriptivo son los siguientes:

1. El objetivo principal de este estudio es proporcionar un análisis cualitativo de los planes estratégicos en humanización sanitaria de las CC. AA. en España a partir de ciertos indicadores que se determinarán como parte de este estudio. Se trata de obtener una fotografía puntual con un plano relativamente abierto pero enfocado a mostrar las fortalezas y debilidades de los distintos procesos de la cultura de humanización bajo el prisma de los indicadores propuestos.

2. Como objetivo secundario se plantea detectar oportunidades de mejora en la humanización de los sistemas sanitarios de las CC. AA., a cuyos responsables se trasladarían los resultados del estudio para una mejor evaluación de la situación descrita por éste.

METODOLOGÍA

Desde el punto de vista metodológico, el estudio comprende dos fases principales.

1. PRIMERA FASE: RECOPILACIÓN DE INFORMACIÓN Y ANTECEDENTES

Conceptualización, recopilación de planes y antecedentes:

1. Reuniones para definir los objetivos del análisis. Se realizan dos reuniones a las que asisten el Dr. Julio Zarco, presidente de la Fundación Humans, y el profesor José Antonio Martín Urrialde, director del Observatorio de Humanización Sociosanitaria de la Universidad CEU San Pablo, dinamizada por el equipo consultor de Edryx Healthcare.

   - Primera reunión (marzo 2023). Se debatió sobre la conceptualización general del proyecto y se planteó el objetivo principal.
   - Segunda reunión (mayo 2023). Se definió el objetivo secundario y se concretaron los indicadores transversales para analizar los planes.

2. Recopilación de archivos PDF de los actuales planes de humanización y salud existentes en las diferentes CC. AA. (y sus distintas ediciones, cuando las hay). Esta recopilación se realiza mediante búsquedas en Internet y gracias a los enlaces incluidos en el Plan de Humanización de la Asistencia Sanitaria. Horizonte 2025 de Castilla-La Mancha que facilita la Fundación Humans.

3. Redacción de un resumen del documento Plan de Humanización de la Asistencia Hospitalaria de 1984 como punto de partida del desarrollo e implementación de la cultura de humanización en España.

4. Identificación y búsqueda de las estructuras administrativas existentes de las consejerías y servicios de salud que se ocupan de la cultura de humanización.

2. SEGUNDA FASE: ANÁLISIS Y REDACCIÓN DEL DOCUMENTO FINAL

Para este análisis y la redacción del documento final se contemplan las siguientes etapas:

1. Definición de los ámbitos de análisis:

- Profesionales.
- Pacientes y familias.
- Aspectos organizativos.

2. Definición de los indicadores fundamentales objeto de análisis dentro de los respectivos ámbitos.

3. Palabras clave utilizadas para las diversas búsquedas realizadas, tanto en Internet como en los documentos PDF de los distintos planes de humanización y salud:

- Búsquedas en Internet: humanización, cultura de humanización, plan de humanización, plan estratégico de humanización, plan de salud, plan estratégico de salud, humanización de la atención sanitaria, decreto participación ciudadana, ley de participación, ley de sanidad, INSALUD, transferencia, transferencia competencias CC. AA.

- Búsquedas en los PDF de los planes:

  - Ámbito *Profesionales*: comisión, comisiones, escuela, escuela de salud, grupos de salud, formación, educación, información, reconocimiento, labor, promoción salud, clima laboral, entorno laboral, organigrama salud, responsabilidad, responsabilidad social, responsabilidad social corporativa, corporativo.

  - Ámbito *Pacientes y familiares*: accesibilidad, decreto, decreto participación, decreto participación ciudadana, ley de participación, reclamaciones, sugerencias, comité, comité de pacientes, información, formación, instrumentos de participación, telemedicina, tecnología.

  - Ámbito *Aspectos organizativos*: orientación, objetivo, enfoque, visión, misión, ejes, líneas estratégicas, niveles, protocolos, acciones, actuaciones, organigrama salud, responsabilidad, responsabilidad social, responsabilidad social corporativa, corporativo, contrato, contrato gestión.

4. Redacción de resumen cronológico de los ejes fundamentales en los distintos planes:

- Análisis del Plan de Humanización de la Asistencia Hospitalaria de 1984.

- Análisis de los planes de humanización de las distintas CC. AA.

- Confección de tablas de indicadores, clasificados según los tres ámbitos previamente establecidos.

- Redacción, a modo de discusión, de un análisis descriptivo fruto de la comparación transversal de los distintos indicadores definidos en los planes analizados.

5. Redacción de las conclusiones finales.

- Exposición de las conclusiones obtenidas, explicando los indicadores desde el punto de vista de que su existencia o inexistencia pueda interpretarse como una fortaleza o debilidad para el conjunto del Sistema Nacional de Salud.

MATERIALES

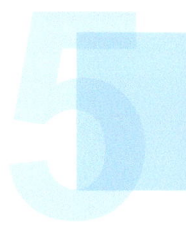

1. ANÁLISIS DEL PLAN DE HUMANIZACIÓN DE LA ASISTENCIA HOSPITALARIA DE 1984

El Plan de Humanización de la Asistencia Hospitalaria en el año 1984 fue un programa pionero en la promoción de la humanización de la atención sanitaria en el país. Este plan fue impulsado por el INSALUD, que en aquel momento era el organismo encargado de la gestión y financiación de la mayoría de los servicios de salud públicos en España.

El objetivo principal del plan era mejorar la calidad de los servicios sanitarios, promoviendo una atención integral y personalizada que tuviera en cuenta tanto las necesidades médicas como las emocionales y psicológicas de los pacientes. El programa se centró especialmente en la mejora de las condiciones de internamiento en los hospitales, para que los pacientes pudieran sentirse más cómodos y menos aislados durante su estancia en el centro.

El Plan de Humanización Hospitalaria incluía diferentes medidas y acciones para fomentar la humanización de la atención de la Asistencia Hospitalaria. Entre ellas, constaban:

1. La creación de comités de humanización en los hospitales, formados por profesionales sanitarios y pacientes, para mejorar la calidad de la atención ofrecida.

2. La mejora de las condiciones de internamiento en los hospitales mediante la creación de habitaciones individuales o dobles, la instalación de teléfonos en las habitaciones y la promoción de la visita de familiares y amigos.

3. La formación de los profesionales sanitarios en habilidades comunicativas y en la atención a las necesidades emocionales y psicológicas de los pacientes.

4. La promoción de la participación activa de los pacientes en la toma de decisiones sobre su propia salud.

El plan contemplaba, para su desarrollo, los 16 instrumentos siguientes:

1. Carta de presentación y recepción del paciente.

2. Información general, normas de funcionamiento, visita, comidas del hospital, etc.

3. Carta de derechos y deberes del paciente.

4. Seguimiento de la carta de derechos y deberes.

5. Servicio de atención al paciente.

6. Comisión de humanización de la asistencia.

7. Control del tratamiento de las listas de espera.

8. Encuestas de poshospitalización.

9. Señalización del hospital.

10. Maestros de hospitales infantiles.

11. Favorecer la unión madre-hijo ingresado.

12. Biblioteca para los pacientes.

13. Información al paciente sobre autopsias y donación de órganos.

14. Citación horaria en consultas externas.

15. Ampliación del horario de visitas.

16. Comida de los pacientes a la carta.

El plan se puso en marcha en dos fases. La primera se inició el 1 de octubre de 1984 e incluyó a los siguientes 15 hospitales del INSALUD:

1. **ARAGÓN**
   Hospital Miguel Servet, de Zaragoza.

2. **ASTURIAS**
   Nuestra Señora de Covadonga, de Oviedo.

3. **CANARIAS**
   Nuestra Señora del Pino, de Las Palmas.

4. **CANTABRIA**
   C.N.E. Marqués de Valdecilla, de Santander.

5. **CASTILLA-LA MANCHA**
   Nuestra Señora de Alarcos, de Ciudad Real.
   Virgen de la Salud, de Toledo.

6. **CASTILLA-LEÓN**
   Virgen de la Vega, de Salamanca.
   Hospital General de Segovia.

7. **GALICIA**
   Arquitecto Marcide, de El Ferrol (La Coruña).
   Montecelo, de Pontevedra.

8. **MADRID**
   Clínica Puerta de Hierro.
   Hospital 12 de Octubre.

9. **COMUNIDAD VALENCIANA**
   Ciudad Sanitaria La Fe, de Valencia.

10. **PAÍS VASCO**
    Ortiz de Zárate, de Vitoria (Álava).
    Hospital de Cruces, Bilbao (Vizcaya).

La segunda fase se inició el 1 de diciembre del mismo año e incluyó a 30 hospitales más de distintas CC. AA. A partir de entonces, el resto de hospitales del país se fueron incorporando en fases sucesivas, bajo la dirección y el seguimiento de la Subdirección General de Atención Hospitalaria.

El Plan de Humanización de la Asistencia Hospitalaria de INSALUD tuvo un gran impacto en la atención sanitaria en España y sentó las bases para el desarrollo de futuras iniciativas y programas de humanización hospitalaria en el país.

2. ANÁLISIS DE LOS PLANES DE HUMANIZACIÓN DE LAS DISTINTAS COMUNIDADES AUTÓNOMAS

En este punto, se describen de forma muy resumida los ejes estratégicos, objetivos y acciones o actuaciones de los planes de humanización de las CC. AA. que cuentan con un plan que se ocupa propiamente de la humanización. Son las siguientes:

1. **Comunidad Valenciana:** Plan de Humanización de la Atención Sanitaria de la Comunidad Valenciana de 2001.

2. **Extremadura:** Plan de Humanización de la Atención Sanitaria del Sistema Sanitario Público de Extremadura de 2007.

3. **Comunidad Foral de Navarra:** Estrategia de Humanización del Sistema Sanitario Público de Navarra de 2017.

4. **Galicia:** Estrategia de Humanización de la Asistencia Sanitaria del Servicio Gallego de Salud de 2019.

5. **Andalucía:** Plan de Humanización del Sistema Sanitario Público de Andalucía de 2021.

6. **Castilla y León:** Plan Persona de la Consejería de Sanidad de Castilla y León de 2021.

7. **Castilla-La Mancha:** Plan de Humanización de la Asistencia Sanitaria de 2021. Horizonte 2025 (precedido por el Plan Dignifica de la Consejería de Sanidad de Castilla-La Mancha de 2017).

8. **Principado de Asturias:** Plan de Humanización del Sistema Sanitario Público del Principado de Asturias de 2021 (precedido por el Plan de Confortabilidad del Servicio de Salud del Principado de Asturias de 2004).

9. **Comunidad de Madrid:** II Plan de Humanización de la Asistencia Sanitaria de la Consejería de Sanidad de la Comunidad de Madrid 2022-2025 (precedido por el I Plan de Humanización de la Asistencia Sanitaria de la Consejería de Sanidad de la Comunidad de Madrid 2016-2019).

10. **Islas Baleares:** II Plan de Humanización en el Ámbito de la Salud de la Comunidad de Illes Balears 2022-2027 (precedido por el I Plan de Humanización de la Atención Sanitaria de les Illes Balears, publicado en 2004).

Se han resumido también los siguientes planes de salud, ya que, aunque no sean propiamente planes de humanización, en ellos se explicitan aspectos –e incluso cuentan con apartados– directamente relacionados con la humanización:

1. **Aragón:** Plan de Salud de Aragón 2030, publicado en 2018.

2. **Extremadura:** Plan de Salud de Extremadura 2021-2028 (precedido por el Plan Estratégico de Calidad del Sistema Sanitario Público de Extremadura 2015-2021).

3. **País Vasco:** Plan Estratégico de Osakidetza 2023-2025.

2.1. PLANES DE HUMANIZACIÓN

COMUNIDAD VALENCIANA

PLAN DE HUMANIZACIÓN DE LA ATENCIÓN SANITARIA DE LA COMUNIDAD VALENCIANA DE 2001

En el año 2001, la Comunidad Valenciana fue la primera C. A. del Estado español en lanzar un plan de humanización que, estructurado en cinco líneas estratégicas de acción, estaba previsto que se desarrollara entre su año de publicación y 2004. Sus principales líneas de actuación eran las siguientes:

1. Atención sanitaria.
2. Información al paciente.
3. Formación.
4. Infraestructuras y hostelería.
5. Voluntariado.

EXTREMADURA

PLAN DE HUMANIZACIÓN DE LA ATENCIÓN SANITARIA DEL SISTEMA
SANITARIO PÚBLICO DE EXTREMADURA DE 2007

Aunque disponemos de poca información de este plan de humanización y, en consecuencia, no se ha podido someter al análisis descriptivo de sus indicadores como sí se ha hecho con los que le siguen, cabe decir que fue uno de los pioneros en España, ya que se publicó en 2007, cuando la mayoría de CC. AA. todavía no se habían planteado siquiera la creación y desarrollo de estrategias en este sentido.

Los principales propósitos de este plan consistían en fortalecer y elevar el nivel de humanización en los servicios de atención médica, establecer directrices y enfoques unificados para orientar y garantizar dicho mejoramiento y fomentar la corresponsabilidad de todos los involucrados –ciudadanos, directivos y profesionales de la salud– en las actuaciones de mejora continuada de la humanización.

Sus ejes estratégicos se centraban en cinco áreas:

1. La atención e información a usuarios/as y pacientes.
2. La asistencia sanitaria integral.
3. Los profesionales como agentes activos de la humanización.
4. Las infraestructuras y la hostelería.
5. La implicación y participación ciudadana.

COMUNIDAD FORAL DE NAVARRA

ESTRATEGIA DE HUMANIZACIÓN DEL SISTEMA SANITARIO PÚBLICO
DE NAVARRA DE 2017

Sus objetivos se centran en mejorar la satisfacción de los usuarios del sistema sanitario respecto al trato humano recibido, reenfocar dicho sistema hacia la atención a la persona, dignificar el trato, promover una cultura de humanización y brindar apoyo a todo el personal sanitario.

Son cinco las líneas estratégicas establecidas para alcanzar estos objetivos:

1. **Cultura de humanización.** Los objetivos específicos de esta línea son: concienciar a los profesionales sobre la importancia de la cultura de la humanización, mejorar las competencias de los profesionales en la atención centrada en la persona a través de la formación, promover el desarrollo profesional con orientación hacia los pacientes y fomentar la participación activa de los pacientes y la ciudadanía en la humanización de la atención sanitaria.

2. **Calidez de trato.** En esta segunda línea, los objetivos específicos son: potenciar la cortesía y mejorar la calidez humana, minimizar el sufrimiento de pacientes, favorecer el entretenimiento, el ocio y la cultura de pacientes, así como su acompañamiento, y personalizar y orientar la organización hacia cada paciente.

3. **Información y comunicación.** Aquí se persigue mejorar la satisfacción y participación de pacientes y familiares a través de la mejora en la calidad y utilidad de la información proporcionada. Se pretende fomentar una cultura organizacional que valore la adaptación de la información y la comunicación a las necesidades de los pacientes y sus familias.

4. **Adecuación del entorno.** Esta línea está dirigida a potenciar la accesibilidad, favorecer la intimidad, la confidencialidad y la comunicación interpersonal y contribuir al confort de las personas ingresadas y acompañantes, así como facilitar el apoyo psicoemocional para mejorar el clima laboral.

5. **Directrices para la gestión.** En este último apartado se apunta la necesidad de introducir la humanización como un valor de la organización del sistema de salud de Navarra, apoyando a los profesionales y los equipos en su compromiso con la humanización.

GALICIA

ESTRATEGIA DE HUMANIZACIÓN DE LA ASISTENCIA SANITARIA DEL SERVICIO GALLEGO DE SALUD (SERGAS) DE 2019

Este plan agrupa diversas acciones destinadas a promover la buena relación interpersonal, la mejora de las instalaciones con espacios más acogedores, la simplificación de los procedimientos administrativos, la intervención en áreas particularmente sensibles, la creación de un ambiente de trabajo satisfactorio y la optimización de la relación con los usuarios.

Estas acciones se organizan en torno a cuatro ejes estratégicos, varias líneas de acción y acciones específicas en diferentes áreas. Los cuatro ejes son los siguientes:

1. **Relación entre las personas.** Centrado en las relaciones interpersonales en el sistema sanitario, incluye cuatro líneas de trabajo: la mejora de la comunicación, la formación en bioética, la participación ciudadana y la medición de la satisfacción de los usuarios.

2. **Procesos de atención integrados y centrados en las personas.** Enfocado en situar a las personas en el centro de los procesos administrativos y de atención, promueve una atención integral y centrada en las personas, con medidas de humanización en zonas sensibles, mejora del servicio asistencial, coordinación de citas, atención emocional

y simplificación de trámites administrativos, entre otras. Además, persigue incluir la humanización en la macrogestión y en reuniones y sesiones de trabajo del Servicio Gallego de Salud.

3. **Espacios y servicios de apoyo a las personas.** El tercer eje de este plan busca mejorar las instalaciones y servicios para facilitar el desarrollo de relaciones y acciones cotidianas. Se proponen acciones para dar la bienvenida a las instalaciones, hacer las estancias y esperas más cómodas, mejorar los espacios de información, señalización y creación de zonas de ocio. También se incluyen medidas para garantizar la privacidad de los usuarios, ropa adecuada y calidad de los alimentos.

4. **Relación con la sociedad.** Finalmente, este cuarto eje promueve la interrelación y cooperación entre el sistema de salud y la sociedad. Incluye medidas para promover la conciliación y la igualdad dentro del sector salud, proteger el medio ambiente, informar a la ciudadanía sobre la salud, así como fomentar el mecenazgo y la participación social. También propone facilitar el uso de las instalaciones de los centros de salud por entidades que lo necesiten para el desarrollo de actos relacionados con la salud.

ANDALUCÍA

PLAN DE HUMANIZACIÓN DEL SISTEMA SANITARIO PÚBLICO DE ANDALUCÍA (SSPA) DE 2021

Conocido también como Estrategia de Humanización Compartida, su meta principal es fomentar el progreso de Estrategias de Humanización en el SSPA que salvaguarden la dignidad y los derechos de las personas, incluyan lo que realmente es valioso para el paciente, así como condiciones laborales adecuadas para los profesionales, y promuevan la escucha y la participación en un entorno cómodo y en un marco ético de equidad y excelencia en la atención sanitaria.

Su objetivo es progresar hacia una organización sanitaria verdaderamente centrada en las personas, con empatía hacia los pacientes y sus familiares, y convertirse en un modelo de atención sanitaria referente, con un enfoque holístico que garantice una atención personalizada en función de las necesidades y expectativas de cada individuo, así como el acceso a una atención segura y eficiente cuando se requiera. Además, se persigue facilitar la continuidad asistencial y agilidad en la atención, así como reconocer a los profesionales sanitarios como la principal riqueza de la organización, fomentando valores de respeto y responsabilidad social entre todos sus grupos de interés y promoviendo la toma de decisiones compartidas.

Para ello, se han diferenciado cuatro áreas transversales que permiten identificar las correspondientes líneas estratégicas de actuación:

1. El área organizacional incluye elementos asociados a condiciones de trabajo de los y las profesionales y prácticas organizacionales de las instituciones, en concordancia con los valores del SSPA. La línea estratégica para esta área apuesta por generar una cultura de humanización en el SSPA que impregne a toda la organización sanitaria.

2. El área estructural abarca elementos de estructura de las organizaciones de salud y el entorno de trabajo con respecto a la humanización de la atención. En este caso, la línea estratégica consiste en promover espacios, recursos e innovaciones tecnológicas que garanticen el respeto por la dignidad del paciente en el SSPA.

3. El área asistencial incluye elementos de calidad y calidez de la atención, fácil acceso a la asistencia, diagnóstico y tratamiento médico apropiado. Algunos aspectos asociados a esta área serían ofrecer una atención sanitaria segura y eficiente, una atención profesionalizada con un enfoque preventivo y de promoción de la salud, así como una atención a la diversidad. Potenciar una atención de calidad y personalizada que contemple todas las dimensiones de la persona y aporte resultados tangibles para el paciente son los pilares básicos de la línea estratégica para esta área asistencial.

4. Por último, el área relacional abarca aspectos que influyen directamente en la relación personal entre los profesionales y los pacientes y sus familiares. Para esta cuarta área transversal, la línea estratégica pone el foco en centrar la atención sanitaria en un marco de escucha activa, la comunicación, las decisiones compartidas y la corresponsabilidad con el SSPA.

CASTILLA Y LEÓN

PLAN PERSONA DE LA CONSEJERÍA DE SANIDAD
DE CASTILLA Y LEÓN DE 2021

Bajo el lema «Plan persona. Centrando la asistencia sanitaria en Ti», su propósito es avanzar en la humanización de la atención sanitaria. El plan se enfoca en mejorar la calidad humana del proceso de atención a la salud para todas las partes implicadas, incluyendo pacientes, familiares, acompañantes y profesionales sanitarios.

Para lograrlo, se han establecido cinco áreas generales de intervención, cada una de las cuales incluye varios ámbitos de actuación y proyectos. El plan integra múltiples disposiciones e iniciativas previas y se adapta a las oportunidades de mejora que solicitan los usuarios de la red asistencial del Servicio de Salud. Estas cinco áreas de intervención y sus respectivos ámbitos de actuación son los siguientes:

1. **Escucha, trato y proactividad en la comunicación.** Sus ámbitos de actuación incluyen el marco de relación con el paciente, la información y comunicación, así como la mejora de las condiciones de intimidad y confidencialidad y el cumplimiento del Reglamento General de Protección de Datos (RGPD).

2. **Personalización de la atención con un foco integral.** Esta área comprende ámbitos como la atención centrada en la persona, la atención al final de la vida y los colectivos especiales.

3. **Apoyo al profesional en la búsqueda de la excelencia.** En esta tercera área se integran ámbitos que atañen al desarrollo de las competencias de los profesionales, el fomento de la cultura de la humanización y la atención directa a los profesionales.

4. **Participación social activa.** Los ámbitos que competen a esta área giran en torno al rol activo del paciente, la colaboración con asociaciones y la prescripción social.

5. **Calidez en el entorno asistencial, confort y accesibilidad.** Finalmente, en este punto se agrupan ámbitos como el acompañamiento de pacientes y la adecuación del confort de los espacios, así como la accesibilidad y orientación.

PLAN DIGNIFICA DE LA CONSEJERÍA DE SANIDAD
DE CASTILLA-LA MANCHA DE 2017

El Plan Dignifica, enmarcado en el Plan de Humanización del Sistema Sanitario Público de Castilla-La Mancha, tiene como principal objetivo que la asistencia sanitaria prestada en las instituciones de esta C. A. recupere los valores tradicionales, propios de los profesionales de la salud, estrechamente relacionados con el trato al paciente tanto desde el punto de vista físico como mental y pasando por aspectos tan importantes como los emocionales, sociales, culturales y espirituales. Así, y basándose en los puntos clave recogidos a este respecto por la Federación Europea de Medicina Interna, la Fundación ACP-ASIM (American College of Physicians-American Society of Internal Medicine) y la Fundación ABIM (American Board of Internal Medicine), el plan se propone alcanzar el máximo compromiso de los profesionales de la salud en cuanto a sus competencias profesionales y sus conocimientos científicos, una relación de honestidad con el paciente y la mejora de la calidad global de los servicios sanitarios, vinculada tanto a la confidencialidad como al acceso y manejo de los recursos, no solo materiales, sino también humanos.

Para alcanzar este objetivo y definir las prioridades de actuación, este plan contempla el desarrollo de cinco líneas estratégicas:

1. La comunicación y la información.

2. La asistencia sanitaria integral.

3. Los profesionales como parte activa de la humanización.

4. Los servicios generales, los espacios y el confort.

5. La participación de la ciudadanía.

El Plan de Humanización de la Asistencia Sanitaria. Horizonte 25, publicado en 2021, reconoce la igualdad entre géneros como un principio de justicia social, siendo indispensable incorporar la transversalidad del enfoque de género en todas las políticas públicas que lo desarrollen. Esta perspectiva estará integrada en la humanización del sistema sanitario, siguiendo las indicaciones del II Plan Estratégico de Igualdad de Oportunidades entre mujeres y hombres de Castilla-La Mancha 2019-2024, en especial aquellas vinculadas al Eje 6: Calidad de Vida y Salud.

Existen cuatro líneas estratégicas:

1. Sostenibilidad del sistema sanitario.

2. Humanización de la asistencia sanitaria.

3. Las/os profesionales como valor esencial del sistema.

4. Apuesta por un cambio de modelo organizativo.

Y sus objetivos estratégicos son los siguientes:

1. Promover una atención centrada en las personas.

2. Desarrollar de manera efectiva y sistemática los derechos y deberes de pacientes y profesionales del ámbito sanitario.

3. Mejorar la capacidad de la organización.

4. Fomentar la participación ciudadana y avanzar en la corresponsabilidad de las y los pacientes.

5. Priorizar proyectos de humanización dirigidos a colectivos de población específicos y en situación de mayor vulnerabilidad.

6. Desarrollar habilidades y competencias de las y los profesionales del ámbito sanitario.

PLAN DE CONFORTABILIDAD DEL SERVICIO DE SALUD
DEL PRINCIPADO DE ASTURIAS DE 2004

La segunda iniciativa de una C. A. en pro de la humanización en España la protagonizó el Principado de Asturias con el lanzamiento de su Plan de Confortabilidad del Servicio de Salud del Principado de Asturias, en 2004. En este plan, la humanización y la calidad del trato era uno de los cuatro pilares estratégicos que cimentaban el objetivo general de mejorar «la satisfacción de los usuarios en relación con la confortabilidad de las instalaciones, la accesibilidad, el trato humano, la comunicación, los aspectos hosteleros y el medio ambiente de los centros sanitarios», según se indica en el propio texto.

Las líneas maestras de este plan las definió el profesor Joan Elías Monclús en un decálogo de «actitudes profesionales» que consideraba esenciales para afrontar el reto de humanizar la sanidad mediante la comunicación transversal:

1. Cumplir siempre todas las promesas que se hacen al usuario.

2. Adaptarse al «reloj» del usuario.

3. Tener «obsesión» por los detalles.

4. Ser siempre cortés.

5. Mantener el rol.

6. Dar seguridad y confianza.

7. Respetar la confidencialidad.

8. Ser extremadamente accesibles.

9. Comunicar comprensiblemente.

10. Reparar el error.

El segundo Plan de Humanización del Sistema Sanitario Público del Principado de Asturias, en colaboración con el Servicio de Salud del Principado de Asturias, tiene como objetivo principal cumplir con el compromiso y la responsabilidad hacia la ciudadanía en materia de humanización. En este sentido, se reconoce la importancia de trabajar en la humanización sin cuestionar la humanidad de los profesionales sanitarios.

Un sistema sanitario verdaderamente humanizado estará al servicio de todas las personas: pacientes, familiares y profesionales. Se trata de un proceso complejo que involucra aspectos personales, culturales e incluso políticos, y que implica cambios organizativos en el sistema de salud. Por lo tanto, se requerirá un esfuerzo constante por parte de todas las partes involucradas.

El plan contempla cuatro líneas estratégicas de actuación:

1. **Humanización: calidez y calidad en el trato.** La humanización en la atención en salud se basa en la igualdad y el cuidado hacia el paciente, teniendo en cuenta su vulnerabilidad. El concepto de cuidado se enfoca en la dignidad como una categoría central, lo que implica respeto y una actitud acogedora hacia el paciente y su familia. Una atención digna debe contemplar tanto el valor intrínseco de lo humano como las necesidades individuales del paciente, brindando un cuidado compasivo, cálido y relacional. Para comprender las necesidades reales del paciente, es importante tener una atención centrada en la persona y la familia, conociendo su biografía, preocupaciones, anhelos y angustias. De esta manera, se humaniza y dignifica la asistencia en salud.

2. **Los profesionales como piedra angular para una cultura de la humanización.** Los profesionales de la salud están expuestos a cargas físicas, emocionales y psicológicas, por lo que se busca una asistencia más humana y digna para ellos. Se establece una política interna de atención humanizada para el personal, incluyendo gestión del talento, recursos, conciliación familiar, remuneración, jornadas de trabajo y calidad de instalaciones. Es crucial la implicación de la dirección y mandos intermedios para fomentar una cultura de humanización en la atención a los pacientes. A veces, el sistema de salud genera un modelo asistencial distante y fragmentario, pero es importante reconocer el tiempo y dedicación de los profesionales y facilitar la incorporación de valores humanistas a través de la formación en competencias personales. Esto mejora el cuidado de la salud tanto para pacientes como para profesionales y se dirige hacia un modelo asistencial cercano y holístico que considera la salud física, mental y emocional.

3. **Participación ciudadana.** La relación clínica era tradicionalmente paternalista y el enfermo no tenía capacidad de decidir. En España, esto comenzó a cambiar en los años 80 y se introdujeron aspectos emocionales y relacionales. Ahora se busca un enfoque más centrado en el respeto a la autonomía de las decisiones de las personas enfermas, convirtiéndose en cogestoras de su propio proceso de salud junto a los profesionales sanitarios. Se busca involucrar a la ciudadanía en los procesos asistenciales y planes de mejora, construyendo conjuntamente la salud desde un enfoque holístico y de reciprocidad.

4. **Adecuación de los entornos.** Espacios y confort. La humanización de los servicios de salud implica aspectos organizativos, administrativos y estructurales que son fundamentales para lograr una visión integral de la asistencia sanitaria. En este sentido, se busca identificar las áreas de mejora e innovación en los diferentes centros y servicios de salud, no solo en los aspectos clínicos sino también en los no clínicos, con el fin de agregar valor a las prestaciones sanitarias. Esto incluye la creación de entornos acogedores y cómodos para pacientes, familiares y profesionales de la salud.

COMUNIDAD DE MADRID

I PLAN DE HUMANIZACIÓN DE LA ASISTENCIA SANITARIA DE LA CONSEJERÍA DE SANIDAD DE LA COMUNIDAD DE MADRID 2016-2019

Este primer plan de la Comunidad de Madrid, dirigido esencialmente a los pacientes, sus familiares y ciudadanos y profesionales en general, abarca todos los aspectos de la atención médica, prestando especial atención a áreas de gran importancia como urgencias, hospitalización, oncología y cuidados intensivos. Se abordan momentos clave en la atención, como la recepción y despedida, el inicio y final de la vida, y se brinda especial atención al proceso de duelo. Para ello, establecía los siguientes ejes estratégicos:

1. Cultura de humanización.

2. Información personalizada y acompañamiento.

3. Humanización de la asistencia en las primeras etapas de la vida, infancia y adolescencia.

4. Humanización en la atención de urgencias.

5. Humanización en la hospitalización.

6. Humanización en unidades de cuidados intensivos.

7. Humanización en la atención de la salud mental.

8. Humanización y paciente oncológico.

9. Humanización ante el final de la vida.

10. Escuela Madrileña de Salud.

Para cada uno de estos ejes el plan detalla objetivos específicos y actividades concretas a desarrollar en el periodo de tiempo establecido, así como indicadores específicos para evaluar cada una de las actuaciones realizadas.

II PLAN DE HUMANIZACIÓN DE LA ASISTENCIA SANITARIA DE LA CONSEJERÍA DE SANIDAD DE LA COMUNIDAD DE MADRID 2022-2025

El objetivo del plan es seguir progresando en la mejora de la humanización de la asistencia sanitaria a través de diversas líneas de acción organizadas en cuatro ejes estratégicos:

1. **Las personas como el núcleo de la atención.** Este eje se configura en las siguientes cuatro líneas estratégicas:

    - **Atención personalizada.** La personalización del proceso asistencial es clave en una atención centrada en la persona, especialmente en la acogida, la facilitación de información de calidad, la preservación de la intimidad del paciente y la mejora del seguimiento y continuidad de sus procesos.

    - **Capacitación en salud de las personas.** La organización debe tomar medidas para facilitar el acceso a información veraz sobre salud y fomentar la educación entre iguales.

- **Integración de la voz de los pacientes y la ciudadanía.** El establecimiento de mecanismos para escuchar la voz de pacientes y ciudadanía es esencial en el paradigma de atención centrada en la persona.

- **Recursos telemáticos y telemedicina.** La telemedicina y los recursos telemáticos se están convirtiendo en una oportunidad importante para acercar el sistema sanitario a la ciudadanía y facilitar el acceso a la información y los procedimientos de forma más eficiente.

2. **Las instalaciones, entornos y espacios donde se brinda la atención sanitaria.** Son tres las líneas estratégicas que contempla este eje:

   - **Accesibilidad física, cognitiva y comunicativa.** El objetivo de esta línea es lograr que los centros sanitarios sean accesibles para todas las personas, incluidas aquellas con discapacidades.

   - **Información y señalización.** Aunque la señalización general de los centros sanitarios públicos se establece de acuerdo con el manual de imagen corporativa del Servicio Madrileño de Salud, es necesario establecer procedimientos para revisarla periódicamente y detectar áreas de mejora.

   - **Espacios humanizados.** La adaptación de los espacios en los centros sanitarios busca mejorar la experiencia de los pacientes y profesionales.

3. **Los profesionales como agentes clave de la humanización.** Hay tres líneas estratégicas en este apartado:

- **Sensibilización y formación.** Se propone sensibilizar a los profesionales sobre el trato humano y respetuoso hacia los pacientes y sus personas significativas y se destaca la importancia de la formación en humanización adaptada a distintos perfiles profesionales.

- **Acogida y reconocimiento.** La organización debe cuidar a su personal, permitiéndoles usar sus habilidades y conocimientos, y reconocer sus esfuerzos para aumentar su motivación y satisfacción.

- **Profesionales y equipos saludables.** Se destaca la importancia de que los profesionales de la salud desarrollen mecanismos de autocuidado y gestión emocional para prevenir el desgaste profesional y de que la organización les facilite canales y recursos para mejorar su bienestar y atención a problemas de salud mental.

4. **El fomento del liderazgo y una organización humanizada.** Este último eje está integrado por cinco líneas estratégicas:

- **Cultura de humanización.** La cultura de humanización es parte integral de la misión, visión y valores de nuestra organización y busca comprometer a todos los agentes de humanización.

- **Liderazgo en humanización.** Se debe promover un liderazgo más humanizado en nuestra organización para continuar con la cultura de humanización.

- **Estructura organizativa para la humanización.** Se fortalecerán las comisiones de humanización y se ampliará su rol para impulsar iniciativas y recoger buenas prácticas.

- **Modelo de excelencia en humanización.** Para lograr la excelencia en la humanización de la asistencia, se requieren acciones valiosas que fortalezcan la cultura de humanización.

- **Alianzas.** El sistema sanitario necesita competencias organizativas para interactuar con múltiples entidades externas, incluyendo asociaciones de pacientes y entidades de acción voluntaria, para mejorar la calidad de vida de los pacientes y sus personas significativas.

ISLAS BALEARES

I PLAN DE HUMANIZACIÓN DE LA ATENCIÓN SANITARIA DE LES ILLES BALEARS, PUBLICADO EN 2004

Su objetivo principal fue dar un primer paso para establecer criterios de calidad orientados hacia el usuario, como guía para las actuaciones a desarrollar. Contemplaba una clara vocación dirigida al paciente y su familia, estaba integrado con el resto de planes vigentes en la comunidad y representaba un esfuerzo de la Administración autonómica para modernizar y adecuar las infraestructuras de la red asistencial a las necesidades de la ciudadanía de la comunidad.

Este I Plan de Humanización alcanzó los siguientes objetivos:

1. Mejoró la satisfacción percibida y el acceso a la información de las personas usuarias.

2. Favoreció la accesibilidad al sistema sanitario.

3. Mejoró las vías de comunicación con la Administración, incrementando la confortabilidad de los centros y favoreciendo que la relación fuera lo más personalizada posible.

II PLAN DE HUMANIZACIÓN EN EL ÁMBITO DE LA SALUD
DE LA COMUNIDAD DE ILLES BALEARS 2022-2027

El objetivo de este plan es convertirse en una guía práctica para que los profesionales de la sanidad pública en las Islas Baleares conozcan los objetivos comunes y sus roles. Para lograrlo, se han establecido seis líneas estratégicas, con sus respectivas acciones:

1. Potenciar la cultura y la estructura de humanización en la organización y cuidar al profesional.

- Creación de la Comisión de Humanización Autonómica y de las comisiones de los centros gestores.

- Diseñar e implementar un plan de formación para los profesionales.

- Cuidar de las segundas víctimas.

- Ofrecer herramientas de autocuidado y gestión emocional a los profesionales.

- Organizar jornadas comunes sobre sensibilización.

- Diseñar decálogos de humanización.

2. Incluir la participación.

- Implementar el observatorio de pacientes.

- Incluir la perspectiva de pacientes y de sus familiares y cuidadores en la organización de la actividad sanitaria.

- Crear comisiones de salud y participación comunitaria en los centros de salud.

- Incorporar en la organización la experiencia del paciente.

- Sugerir iniciativas desde los servicios de atención a los usuarios tras contactar con éstos.

3. Fomentar los espacios y ambientes saludables.

- Potenciar las infraestructuras por la salud.

- Crear consultas por rincones de salud y ambientes de aprendizaje en materia de salud.

4. Asegurar el trato amable y la autonomía del paciente.

- Actualizar la normativa de acompañamiento y visitas.

- Incorporar la presentación y la identificación de profesionales.

- Potenciar la toma de decisiones compartidas.

- Cuidar a las personas que están en la etapa final de su vida.

- Potenciar las iniciativas de trato, autonomía y cuidado de la dignidad de las personas.

5. Fomentar la equidad en el acceso al sistema sanitario y facilitar el tránsito de las personas por el sistema.

- Organizar la accesibilidad telefónica.

- Mejorar el portal de paciente.

- Optimizar el proceso de alta hospitalaria.

- Crear un circuito de lista de espera a partir del análisis de quejas, sugerencias y solicitud de información.

6. Proporcionar información efectiva y crear cultura de humanización en la ciudadanía.

- Revisar y actualizar derechos y deberes.

- Diseñar información efectiva para la ciudadanía.

- Optimizar los medios digitales para la comunicación.

- Publicar memorias anuales en materia de humanización.

Este segundo plan de las Islas Baleares persigue fomentar valores como la empatía, el respeto y la profesionalidad, altamente valorados por los pacientes, para que el sistema sanitario, que se beneficia de tecnologías y fármacos avanzados, sea también cercano y acogedor, brindando apoyo y acompañamiento durante los procesos de atención médica. Además, es un plan dinámico y adaptable en el tiempo para asegurar que se siga impactando positivamente en la cultura de la humanización en la organización sanitaria.

2.2. PLANES ESTRATÉGICOS DE SALUD CON APARTADOS PROPIOS SOBRE HUMANIZACIÓN

ARAGÓN

PLAN DE SALUD DE ARAGÓN 2030, PUBLICADO EN 2018

Aunque no se hace una mención directa de la humanización en este plan de salud del Departamento de Sanidad del Gobierno de Aragón, una de las áreas prioritarias establecidas en el texto es la «orientación del sistema sanitario hacia las personas», que de forma implícita hace referencia a un conjunto de objetivos y actuaciones estrechamente vinculadas con la humanización.

Los objetivos de las áreas prioritarias del plan son los siguientes:

1. **Objetivo 1.** Orientar el sistema sanitario hacia la salud de las personas y no solo hacia la enfermedad.

2. **Objetivo 2.** Reorganizar los recursos del sistema sanitario hacia un enfoque integral y generalista.

3. **Objetivo 3.** Adecuar la atención en el sistema sanitario a las necesidades de las personas enfermas.

4. **Objetivo 4.** Situar a los y las profesionales como agentes esenciales del sistema.

5. **Objetivo 5.** Impulsar la coordinación sanitaria y social para optimizar la respuesta a las necesidades de pacientes y cuidadores.

En realidad, estos objetivos recorren, a lo largo del plan y en especial a través de las acciones concretas que éste contempla, los tres ámbitos de la humanización definidos en este estudio como pilares básicos para el desarrollo de la cultura de humanización: profesionales, pacientes y aspectos organizativos.

EXTREMADURA

PLAN ESTRATÉGICO DE CALIDAD DEL SISTEMA SANITARIO PÚBLICO DE EXTREMADURA (SSPE) 2015-2021

El punto número 7 del Plan Estratégico de Calidad del SSPE 2015-2021 se ocupa específicamente de la humanización. En realidad, el apartado 7.1 corresponde concretamente al Plan de Humanización de la Atención Sanitaria del SSPE y el punto 7.2 a los indicadores de humanización de la atención sanitaria. En consecuencia, aunque esté dentro de un plan de salud genérico, Extremadura dio un paso más en el desarrollo de la cultura de humanización que, como vimos, ya inició su andadura en esta C. A. en 2007 con un plan específicamente dedicado a la humanización. Los aspectos más destacados de este plan en el seguimiento de los procesos de humanización mediante determinados indicadores se concentran en ciertos ámbitos, como los cuidados paliativos, el dolor, los partos, las donaciones de órganos o el alojamiento de familiares, entre otros.

PLAN DE SALUD DE EXTREMADURA 2021-2028

En 2021, el SSPE lanzó un nuevo plan de salud, con vigencia prevista hasta 2028, que recogía el testimonio de los planes anteriores. Se trata del Plan de Salud de Extremadura 2021-2028, que, en su punto 19 (Calidad y humanización de la atención y seguridad del paciente del SSPE) continúa ocupándose del desarrollo de la cultura de humanización en esta C. A. En este apartado se establecen tanto objetivos y líneas de actuación como responsables y criterios para evaluar el desempeño de los profesionales y el estado de los procesos de humanización y calidad en los distintos niveles del sistema asistencial. Dada su vigencia, este es el plan que se analiza en este documento.

PAÍS VASCO

PLAN ESTRATÉGICO DE OSAKIDETZA 2023-2025

Una vez sentadas las bases de los aspectos clave para el desarrollo de la cultura de humanización en el País Vasco mediante algunos planes con un ámbito, tanto administrativo como territorial, más reducido –tales como el Plan Estratégico de la Organización Sanitaria Integrada Ezkerraldea Enkarterri Cruces (OSI EEC) 2019-2023 y el

Plan de Humanización de la OSI Araba 2020-2023– esta CC. AA. publicó en 2023 un plan estratégico de salud en el que se incluye un apartado que se ocupa específicamente de la humanización. En concreto, el plan cuenta con una línea estratégica (la número 3) que plantea la humanización como uno de los elementos nucleares para alcanzar la excelencia en la atención sanitaria. Esto supone un paso más en el desarrollo de los aspectos relacionados con la humanización, puesto que ya no se trata de definir unos objetivos y acciones concretas e implementarlas, sino de llevarlas a cabo con excelencia. En línea con esta orientación hacia la excelencia, este segundo plan se plantea ya definir un modelo de humanización, desplegarlo en las organizaciones con planes de acción corporativos en asistencia humanizada y desarrollar un sistema de evaluación del propio modelo.

Las principales ideas que entroncan este Plan Estratégico de Osakidetza, desarrolladas en profundidad en el Plan Estratégico de la OSI EEC 2019-2023, apuntan hacia una atención sanitaria centrada en la persona de manera holística, lo que permite mejorar la experiencia del paciente y tener un impacto positivo en los resultados de la atención médica.

Estos son los seis pilares estratégicos en los que se apoya este plan:

1. El modelo orbita alrededor de conceptos como la estrategia, el liderazgo y autoevaluación. Es un modelo que se desarrolla en función de la realidad de la OSI EEC, y que ayuda a gestionar la humanización de una manera sistematizada y coordinada.

2. Los equipos de humanización. Crear equipos de trabajo transversales enfocados en áreas específicas de la OSI EEC es una forma de fomentar la humanización en el entorno laboral.

3. El factor humano. Proporcionar herramientas que promuevan la cultura de humanización es una forma de facilitar su implementación.

4. Entorno amable. Establecer entornos que favorezcan una experiencia agradable es clave para crear un ecosistema favorable.

5. La voz de pacientes y la participación ciudadana. Es esencial escuchar la opinión de las personas, los pacientes y los ciudadanos en el proceso de rediseño de la atención médica.

6. La multiculturalidad y la sociología de la salud. Es fundamental adaptarse a la realidad de la persona y tener en cuenta su "historia personal" (etapa de vida, cultura, idioma, educación, creencias y diversidad funcional) para brindar una atención empática y adecuada.

Por otra parte, en el Plan de Humanización de la OSI Araba 2020-2023, se plantean también con detalle líneas y acciones de trabajo concretas que el Plan Estratégico de Osakidetza pretende elevar a un nivel de excelencia. Estas directrices competen a:

1. Intimidad y privacidad.

2. Autonomía del paciente y participación ciudadana.

3. Trato, información, comunicación y confidencialidad.

4. Gestión de las emociones y espiritualidad.

5. Confort y bienestar.

6. Continuidad e integración de la asistencia sanitaria.

7. Cultura de la humanización.

8. Cuidando a los profesionales.

NOTA:

Para la realización de este estudio se han efectuado búsquedas con palabras clave para todas las CC. AA. Sin embargo, al no haberse encontrado planes vigentes disponibles para su descarga y consulta en Internet, no se ha incorporado información alguna para las siguientes: Cataluña, Cantabria, Islas Canarias, Murcia y La Rioja.

En consecuencia, estas cinco CC. AA. no están incluidas en el análisis descriptivo de los planes de humanización y salud presentados en la sección 5.2 de este documento. Asimismo, tampoco están incluidas en la discusión de la sección 6.

DISCUSIÓN

1. ANÁLISIS DESCRIPTIVO DE LOS INDICADORES EN SUS DISTINTOS ÁMBITOS EN LOS PLANES VIGENTES

1.1. IMPLICACIÓN DE LOS PROFESIONALES SANITARIOS

Los planes de humanización analizados muestran la presencia de comisiones de humanización formadas por profesionales, así como de programas de formación y de promoción de la salud, en ocho de los once planes analizados.

Se debe señalar de forma general que, en comunidades como Aragón, Extremadura y País Vasco, no existen comisiones específicas de humanización, pero sí grupos de profesionales que asumen labores de formación y promoción de la salud por medio de portales accesibles específicos.

La formación está presente en todos los planes analizados, pues debemos recordar que los profesionales están expuestos a cargas físicas, emocionales y psicológicas, debiendo establecer acciones internas de atención humanizada para el personal, lo que incluye gestión del talento, recursos, conciliación familiar, remuneración, jornadas de trabajo y calidad de instalaciones.

Por otra parte, se deben incorporar valores humanistas a través de la formación en competencias personales. Esto mejora el cuidado de la salud tanto para pacientes como para profesionales y se dirige hacia un modelo asistencial cercano y holístico que considera la salud física, mental y emocional.

Un punto que resaltar es la presencia de escuelas de salud, en tanto herramientas de participación ciudadana, cuyo objetivo es promover hábitos y estilos de vida saludables y fomentar la corresponsabilidad de las personas en el cuidado de su salud.

Facilitar el intercambio de conocimientos y experiencias y ofrecer a los pacientes, asociaciones, cuidadores, profesionales sanitarios y población general, información de calidad y formación presencial y virtual relacionada con la salud es un acierto que debe extenderse a la totalidad de CC. AA. que aún no han puesto en marcha estas medidas, según la información de sus planes.

El reconocimiento de la labor profesional es una línea extendida en nueve de los once planes analizados y su importancia radica en los efectos que produce sobre el tejido profesional:

1. Refuerza comportamientos positivos y deseables en la organización sanitaria.

2. Aumenta el compromiso con la organización.

3. Mejora la satisfacción y la felicidad de los profesionales.

4. Mejora la autoestima y la autoconfianza de los equipos de trabajo, sea cual sea el nivel de actuación o decisión.

5. Mejora la habilidad para gestionar situaciones de conflicto.

A continuación, se analizan de forma específica los indicadores de este apartado teniendo en cuenta la situación de las distintas comunidades, unas con planes de humanización y otras con planes de salud.

— COMISIONES

CC. AA. CON PLANES DE HUMANIZACIÓN

Todos los planes de humanización de las ocho CC. AA. que cuentan con planes de esta índole –a saber, Andalucía, Islas Baleares, Castilla-La Mancha, Castilla y León, Comunidad de Madrid, Comunidad Foral de Navarra, Galicia y Principado de Asturias– plantean la creación o existencia de comisiones de profesionales sanitarios para trabajar en el desarrollo de la cultura de humanización.

CC. AA. CON PLANES DE SALUD

En ninguna de las tres CC. AA. –Aragón, Extremadura y País Vasco– que no tienen planes específicos de humanización, aunque ésta sí tenga un papel concreto en sus respectivos planes de salud, se detalla la necesidad de crear o de que existan tales comisiones. No obstante, sí que se ha constatado la existencia de comisiones de distintos tipos con áreas de trabajo similares. A modo de ejemplo, en el País Vasco existen los llamados «equipos de humanización», que, en cierta forma, equivaldrían a las comisiones a las que se hace referencia en los planes de humanización que son objeto de análisis en este documento.

— ESCUELAS DE SALUD

La mayoría de las once CC. AA. que analizamos en este estudio cuentan con escuelas de salud entre los servicios que ofrecen sus respectivos departamentos o consejerías de Salud: Andalucía, Aragón, Castilla-La Mancha, Comunidad de Madrid, Comunidad Foral de Navarra, Extremadura, Galicia y País Vasco. En este sentido, y siendo este el caso para la mayoría de estas comunidades pero estando expresamente documentado para Castilla-La Mancha y el País Vasco, las escuelas de salud no son tanto un pilar de los planes de humanización como un ente en sí mismo, con dependencia directa de la correspondiente Consejería o Departamento de Salud. Así, estas escuelas tienen su propia web y, en varios casos, presentan un enlace al plan de humanización de su C. A., entre otros servicios y niveles de información propia de su vocación tanto formativa como divulgativa.

FORMACIÓN

La totalidad de los planes, tanto de humanización como de salud, de las once CC. AA. analizadas en este documento presentan objetivos y acciones concretas para el desarrollo de programas y actuaciones formativas para los profesionales de la salud que, de una forma implícita o explícita, tienen que ver con el aprendizaje y la promoción de la cultura de humanización.

RECONOCIMIENTO DE LA LABOR PROFESIONAL

CC. AA. CON PLANES DE HUMANIZACIÓN

Poner en valor el trabajo de los profesionales de la salud desde el prisma de la humanización es valorar –y reconocer– no solo el desempeño técnico de las tareas que habitualmente realiza el personal médico y de enfermería, celadores/as, etc., sino también sus formas a la hora de relacionarse, esencialmente, con los pacientes o sus familias. En este sentido, la mayor parte de los planes de las distintas CC. AA. analizados contemplan este tipo de evaluación. El plan de humanización de Islas Baleares es, junto con el plan de salud de Aragón, el único plan de humanización que no menciona ningún aspecto relacionado con el reconocimiento de la labor de los profesionales de la salud.

CC. AA. CON PLANES DE SALUD

Sin embargo, concretamente en el caso del País Vasco en la línea estratégica número 3 y de forma más dispersa en algunos apartados del plan de salud de Extremadura, sí que se han identificado acciones previstas por desplegarse en estas CC. AA. que, de forma implícita, prevén mecanismos para evaluar y reconocer la labor de los profesionales que prestan los servicios de atención sanitaria correspondientes.

PROMOCIÓN DE LA SALUD Y EL CLIMA LABORAL

CC. AA. CON PLANES DE HUMANIZACIÓN

En todos los planes de las CC. AA. con planes de humanización se han descrito acciones y mecanismos para establecer e impulsar, respectivamente, la promoción y la implementación de una buena salud y clima laborales. Parece, en consecuencia, que este sería uno de los pilares principales del desarrollo de la cultura de humanización en estas comunidades.

CC. AA. CON PLANES DE SALUD

No es este el caso del plan de salud de Aragón donde, a pesar de que implícitamente se podría inferir que estos aspectos de la atención sanitaria integral se contemplan de algún modo, no hay apartados o secciones específicas donde se hagan constar con detalle. Sí que cuentan con esta información, de forma similar a la que se han encontrado en los planes de humanización, los planes estratégicos de salud tanto de Extremadura como del País Vasco, aunque cada uno presente particularidades de distinta índole.

NOTA:

A la vista de estos resultados se impone la necesidad de insistir en la formación del personal en las áreas de humanización y comunicación, mejorando el reconocimiento de éstas a nivel profesional y perfeccionando el proceso de atención y promoción de la salud. Este enfoque debería extenderse también a los pacientes y cuidadores por medio de las escuelas de salud, herramienta fundamental en la preservación del bienestar de los pacientes y del personal de salud, disminuyendo la presencia de eventos adversos.

Las necesidades formativas de los implicados en los aspectos humanísticos de la asistencia sanitaria deben ser satisfechas mediante el desarrollo y establecimiento de programas integrados en estudios universitarios y de desarrollo profesional continuo, incluyendo la enseñanza de competencias y habilidades relacionadas con la comunicación y la humanización.

Los gestores sanitarios estarán también implicados en facilitar estas acciones para el beneficio de la calidad del servicio de salud en términos de humanización.

1.2. PARTICIPACIÓN ACTIVA DE LOS PACIENTES Y SUS FAMILIAS

La humanización de la atención sociosanitaria debe ofrecer cuidados integrales a pacientes, familiares y profesionales, haciéndoles partícipes de las actuaciones recibidas.

La participación en salud es un derecho social y supone corresponsabilidad y colaboración entre las partes. Tiene efectos positivos demostrados sobre la construcción de la comunidad, el desarrollo de la capacidad de autogobierno de la ciudadanía, el logro de resultados en salud, la sostenibilidad del sistema sanitario público y la consecución de equidad en salud en la población.

En este apartado abordaremos los dos primeros grupos, contemplando al paciente como persona y cubriendo sus necesidades no solo físicas, sino también psíquicas y emocionales, extendiendo esta consideración a sus familias.

El apartado contiene seis indicadores que informan sobre la accesibilidad a los servicios, indispensable para progresar hacia la creación de herramientas participativas como los comités de pacientes.

Pacientes y familiares se ven afectados por una creciente tecnificación, tanto asistencial como de las organizaciones sociosanitarias. Los servicios de salud regionales analizados deben tener a disposición de pacientes y familiares disposiciones legislativas que permitan esta participación de forma activa y regulada.

Atendiendo específicamente a los indicadores de este apartado y dada la situación de que unas comunidades cuentan con planes de humanización y otras con planes de salud, tenemos:

ACCESIBILIDAD

Tanto los planes de humanización propiamente dichos como los planes estratégicos de salud, que se ocupan con carácter más general de la atención sanitaria, de las once CC. AA. incluidas en este estudio cuentan con apartados que se encargan de describir medidas y acciones concretas para facilitar y promocionar la accesibilidad de los pacientes a todos los recursos del sistema sanitario de cada una de las comunidades, tanto desde el punto de vista físico como telemático.

En concreto, se disponen medidas para facilitar el acceso de los pacientes a las diferentes salas de espera en las consultas externas y las visitas al especialista, a las zonas donde se realizan las pruebas de imagen, los laboratorios de análisis clínico, etc., contemplando la eventualidad –no poco frecuente, por otra parte– de que el paciente tenga algún grado de discapacidad física, factor que dificulte en mayor medida su acceso apropiado a las instalaciones de los centros de salud a los que deba acudir. Por otra parte, también se describen actuaciones para facilitar el acceso telemático de los pacientes a su información clínica (historial) y a los módulos de citas, así como posibles consultas telemáticas para ahorrar desplazamientos innecesarios. Incluso los planes objeto de análisis en este documento son accesibles en formato PDF para los pacientes a través de las respectivas webs de las escuelas de salud o departamentos y consejerías de las distintas CC. AA. que disponen de ellos.

DECRETO DE PARTICIPACIÓN CIUDADANA

CC. AA. CON PLANES DE HUMANIZACIÓN

Siete de las ocho CC. AA. con planes de humanización analizados en este documento han promulgado decretos o leyes de participación ciudadana que han sido publicados en sus respectivos boletines oficiales, mayormente entre los años 2015 y 2023, con la excepción de Castilla y León, que cuenta con un decreto y una orden de 2003 y 2005, respectivamente. Estos dos vehículos jurídicos ofrecían, ya a principios de los 2000, a los ciudadanos y en el ámbito sanitario diversas herramientas para participar en algunos procesos, como reclamaciones y sugerencias, dentro de un programa más ambicioso que ofrecía, por ejemplo, guías informativas con respecto al uso de los servicios de salud.

Cabe destacar que, pese a contar con uno de los planes vigentes, ya en su segunda edición, en humanización más detallado de los existentes, no se ha identificado en la Comunidad de Madrid un decreto o ley vigente que regule el derecho de participación ciudadana en el ámbito sanitario equivalente a aquellos que sí se han localizado para las demás CC. AA.

CC. AA. CON PLANES DE SALUD

En el caso de las CC. AA. que cuentan con planes de salud que se ocupan en alguna medida de la humanización, como Aragón, Extremadura y el País Vasco, las dos primeras cuentan con decretos promulgados en 2013 y 2015, respectivamente, mientras que para la tercera solo se ha localizado una proposición de Ley de Transparencia y Participación del año 2017.

COMITÉS DE PACIENTES

CC. AA. CON PLANES DE HUMANIZACIÓN

Dos son las CC. AA. con planes de humanización donde se menciona la existencia –o se plantea la creación– de comités de pacientes en sus respectivos planes: Islas Baleares y Comunidad de Madrid.

CC. AA. CON PLANES DE SALUD

Aragón es la otra C. A. cuyo sistema de salud contempla la existencia de entes análogos –hasta cierto punto– con los comités de pacientes, como son los llamados Consejos de

Salud de Zona, en los que pueden participar activamente los ciudadanos aragoneses que así lo deseen.

Todos los planes, tanto los que son propiamente de humanización como los más generales y que se ocupan de la atención sanitaria desde una perspectiva global, incluyen iniciativas o programas tanto de formación como de información para los ciudadanos y los pacientes, así como sus familias y allegados. Estos procesos informativos y formativos se desarrollan a través de las escuelas de pacientes, en las CC. AA. que cuentan con estos recursos, o a través de materiales impresos, que se distribuyen en los propios centros sanitarios, y en línea, disponibles –y descargables en muchos casos– en las webs de las diferentes consejerías y departamentos de Salud de las distintas CC. AA.

INSTRUMENTOS DE PARTICIPACIÓN

Existen distintos instrumentos de participación en todas las CC. AA. que son objeto de análisis en este estudio. Algunos ejemplos son los formularios de reclamaciones y sugerencias que proporcionan las webs de muchos hospitales, así como los servicios de atención al paciente. El objetivo principal de estos últimos es precisamente estar en contacto permanente con el paciente y sus familiares para recabar información acerca de sus sensaciones y su grado de satisfacción respecto a la atención sanitaria recibida, además, lógicamente, de informarles y guiarles en todas sus visitas a los centros de salud, tanto para consultas como para procedimientos y pruebas.

En este sentido, no cabe duda de que la participación, entendida como uno de los pilares fundamentales de la cultura de humanización, desempeña un papel esencial en el desarrollo de ésta a través de dichos instrumentos participativos.

TELEMEDICINA Y TECNOLOGÍA

Al igual que ocurre con los dos puntos anteriores, la telemedicina y la tecnología son ejes fundamentales en el desarrollo de los planes de humanización y de salud de todas las CC. AA. incluidas en este documento. Como se desprende de una revisión a fondo de cada uno de los planes, en unos casos se ha avanzado más en las consultas telemáticas, mientras que en otros se han proporcionado herramientas tecnológicas a los pacientes y sus familias para que tengan un acceso más fácil e inmediato a su información clínica, puedan gestionar recetas o solicitar consultas y visitas con los especialistas a los que hayan podido ser derivados.

Al mismo tiempo, la tecnología permite dar, hoy en día, un fuerte impulso a la formación e información en línea a través de las webs de los distintos centros de salud y de los propios organismos que los regulan y gestionan. También se están utilizando herramientas como el correo electrónico para establecer un contacto más regular con los pacientes o sus familiares. Todo esto potencia, en gran medida, el desarrollo de pilares esenciales de la humanización como son la formación/información y la participación ciudadana en los procesos vinculados con la atención sanitaria, que, como hemos visto antes, son dos de los ejes fundamentales en este ámbito.

1.3. ASPECTOS ORGANIZATIVOS

Desde que, a mitad de los años 80, surgió la necesidad de poner énfasis en los planes de humanización por parte del INSALUD hasta que se transfirieron las competencias a las CC. AA., no han existido iniciativas concretas en estas áreas, posiblemente porque los servicios de salud tenían la necesidad de organizarse y vertebrarse legislativamente. No obstante, desde que la Comunidad Valenciana fue la pionera en el año 2001 han surgido iniciativas aisladas en las CC. AA. A partir de los años 2013 y 2014, se comienzan a planificar planes estructurados que en la actualidad van, en algunos casos, por la segunda edición.

Todos los planes centran su interés en las personas, sean estas pacientes, familiares o profesionales, es decir, ciudadanos, en líneas generales. En las comunidades que no existen planes de humanización, veremos que las acciones de comunicación se consideran en los planes de salud y cuidados y en las estrategias de atención de dichos servicios de salud.

Cada comunidad ha decidido dar una orientación y un enfoque distinto a sus planes de humanización, aunque hay ciertos esquemas que se repiten en todas ellas. De igual manera, cada comunidad ha dado una importancia jerárquica distinta, desde viceconsejerías de Humanización en Madrid hasta direcciones generales o subdirecciones, que en ocasiones engloban una miscelánea de competencias (recientemente, en Cantabria se ha creado la Dirección General de Humanización, Coordinación Sociosanitaria y Farmacia).

Se está produciendo un fenómeno interesante, pues la mayor parte de CC. AA., excepto dos, están utilizando la humanización para introducir el concepto de «responsabilidad social corporativa» o, como fue definida en la de Madrid, «Responsabilidad Social Sociosanitaria». Aquí se parte de la reflexión de que existen muchos elementos y dimensiones de dicha responsabilidad social que comparten valores y propiedades con la humanización, como es la participación ciudadana, la sostenibilidad o la perspectiva ecológica y medioambiental.

Sin lugar a dudas, todos los planes son perfectamente accesibles en las distintas páginas web de los servicios de salud, aunque sus localizaciones varían en función de la arquitectura de las mismas y también de la importancia que se les quiera dar de cara al ciudadano.

Un tema muy importante y con trascendencia en el impacto de las organizaciones es ver si los indicadores de humanización están presentes en los contratos de gestión de los hospitales y en el ámbito de la atención primaria. Aquí solo contemplamos en la actualidad que únicamente la mitad de los servicios de salud presentan un impacto directo en los contratos de gestión y, por ello, tienen implicaciones presupuestarias. Fue el plan estratégico de la Comunidad de Madrid el primero que decidió introducir indicadores sintéticos en su contrato de gestión, que a lo largo de los años ha ido desplegando y complejizando hasta llegar en la actualidad a su propio modelo de evaluación, denominado SER+ HUMANO. Creemos que, según se vaya creando cultura de la humanización y se vayan implantando y consolidando las estrategias en los diversos servicios de salud, irán introduciéndose más indicadores en los contratos de gestión.

Lo único que cabría considerar es que España no cuenta con una estrategia de humanización a nivel estatal y, por ello, creemos que esto facilita la variabilidad de los planes autonómicos, los distintos abordajes y las distintas implicaciones. Por otro lado, aquellos países que presentan estrategias y líneas de trabajo estatales no solo homogeneizan sus actividades a escala regional, sino que se ven potenciadas tanto a nivel de la macrogestión y la mesogestión como a nivel de la investigación y generación de conocimiento, tan necesarias en esta área transversal de los cuidados y la asistencia.

VIGENCIA

Revisando la vigencia de los planes encontrados de las distintas CC. AA., se observa que existe una manifiesta variabilidad en cuanto al momento en que se crearon y los periodos de tiempo durante los que se extienden.

En este sentido, se puede afirmar que hubo una fuerte tendencia a diseñar y confeccionar planes estratégicos de humanización durante los años comprendidos entre 2016 y 2021. Autonomías como Andalucía, Castilla y León y el Principado de Asturias lanzaron sus respectivos planes de humanización en 2021. Esto coincidió con el periodo de tiempo en que la mayor parte de las CC. AA. publicaron decretos de participación ciudadana.

Con anterioridad lo habían hecho Navarra y Galicia, así como Islas Baleares con un plan pionero en 2004 del que, no obstante, tenemos escasa documentación.

Los planes de Madrid y Castilla-La Mancha, en sus primeras ediciones, vieron la luz en 2016 y 2017, respectivamente. Sin embargo, la Comunidad Valenciana fue la más pionera a la hora de lanzar un plan de humanización de la asistencia sanitaria en nuestro país, con su publicación en 2001. A este plan le siguieron el de Islas Baleares y el de Asturias, ambos en 2004, para cerrar la primera década de este siglo con el plan de Extremadura, en 2007, del que tampoco nos ha llegado mucha información.

EDICIONES

CC. AA. CON PLANES DE HUMANIZACIÓN

Más recientemente, ya a partir de los años 2022 y 2023, algunas comunidades lanzaron segundas ediciones de sus planes. Este es el caso de Castilla-La Mancha con su plan Horizonte 2025 y de Madrid, cuyo plan tiene también vigencia hasta ese mismo año.

Islas Baleares es la comunidad que apunta más lejos con una segunda edición que pone el horizonte temporal en 2027.

Ligeramente distinto es el caso de Extremadura que, pese a lanzar un segundo e incluso tercer plan en el ámbito de la gestión de la atención sanitaria, lo hizo con otro enfoque distinto, presentando un plan de calidad en 2015 y otro con carácter más general (Plan de Salud) en 2021 que, sin embargo, estará vigente hasta 2028. Este plan se ve únicamente superado, en este sentido, por el Plan de Salud de Aragón, con un horizonte temporal que se extiende hasta 2030.

Finalmente, dentro de este grupo de planes de salud que se ocupan también de la humanización o de aspectos directamente relacionados con ésta, se encuentra el País Vasco, con dos planes; el primero, que abarcó el periodo comprendido entre 2019 y 2023, y el segundo, que todavía está vigente y se extenderá hasta 2025, al igual que la mayoría de los planes de creación más reciente.

ORIENTACIÓN/OBJETIVO

El denominador común del enfoque y los objetivos de los distintos planes de humanización que se han identificado son las personas. Con distintos matices, la mayoría de estos planes sitúan a la persona, tanto en su papel de ciudadano, paciente o profesional de la salud, como el eje central en torno al cual debe girar el reto de diseñar e implementar la humanización en los distintos sistemas de atención sanitaria. La humanización, uno de los pilares esenciales en la prestación de los servicios de salud, vertebra en gran medida este enfoque a través de herramientas concretas vinculadas con el respeto a la dignidad y los derechos de las personas. Así está reflejado en los objetivos estratégicos de los planes de Andalucía y Castilla-La Mancha, donde se hace especial hincapié en la necesidad de potenciar al máximo estos dos aspectos en un proceso de atención sanitaria integral. Por otra parte, los objetivos estratégicos de los planes de

Islas Baleares, Castilla y León, Comunidad de Madrid, Galicia y Principado de Asturias son de cariz más general. Excepcionalmente, el plan de la Comunidad Foral de Navarra singulariza al paciente y al ciudadano como ejes centrales del sistema de salud de esta comunidad, situando a los profesionales en un plano ligeramente secundario, aunque no menos importante.

Por su parte, los planes de salud de Aragón, Extremadura y País Vasco –en sus apartados de humanización– contemplan un enfoque ligeramente distinto, más dirigido a mejorar la salud de las personas y a prolongar tanto la vida como la calidad de ésta.

NIVEL DE DETALLE

La estructura más utilizada en los distintos planes de humanización para describir los aspectos a valorar e implementar surgidos del análisis de los objetivos y los enfoques comentados en el apartado anterior es la siguiente:

1. Líneas estratégicas.

2. Objetivos.

3. Acciones/actuaciones.

Este es el caso, solo con ligerísimas diferencias, para las CC. AA. de Andalucía, Castilla-La Mancha, Comunidad de Madrid, Comunidad Foral de Navarra y Principado de Asturias. Una estructura más sencilla es la que presenta el plan de Islas Baleares, que solamente contempla líneas estratégicas y acciones. En la misma línea está el plan de Galicia, que contempla ejes estratégicos en lugar de líneas. Algo más complejo es el plan de Castilla y León, con niveles de proximidad, áreas de intervención, proyectos y protocolos; sin embargo, y aunque con nombres distintos, los aspectos a los que se refieren estos ítems son esencialmente los mismos que en el resto de los planes.

En el caso de Aragón, la humanización en el Plan de Salud 2030 se desgrana en etapas, áreas, objetivos y actuaciones. Además, este plan incluye ya determinados medidores del desarrollo e implementación de las actuaciones previstas. Esto último supone un avance conceptual hacia la evaluación de los objetivos planteados, siendo éste un aspecto singular respecto a los otros planes analizados en este documento.

En las otras dos comunidades con planes de salud que incluyen aspectos y apartados, directa o indirectamente relacionados con la humanización, la estructura es más similar a los planes propiamente de humanización que hemos visto en el apartado anterior. Así, la estructura planteada comprende ejes estratégicos, objetivos y líneas de actuación en el caso de Extremadura y líneas estratégicas, objetivos y acciones en el plan del País Vasco, refiriéndose la línea 3 específicamente a humanización.

NIVEL JERÁRQUICO DE LA ORGANIZACIÓN

CC. AA. CON PLANES DE HUMANIZACIÓN

Son diversos los estamentos administrativos, dentro de los organismos autonómicos correspondientes, que están dedicados al desarrollo e implementación de planes de humanización en las distintas CC. AA. Entre estos estamentos hay cuatro que son direcciones generales y que tienen la humanización como parte esencial de sus competencias. Estas cuatro direcciones generales pertenecen a las CC. AA. de Castilla-La Mancha, Castilla y León, Comunidad de Madrid y Principado de Asturias.

Existe también una Secretaría General y una Subdirección, en Andalucía e Islas Baleares, respectivamente, que contemplan la humanización de sus sistemas de salud bajo estos paraguas y que, por organización estructural, ocupan lugares de menor jerarquía dentro del organigrama general de estas Administraciones.

En el caso de la Comunidad Foral de Navarra y de Galicia, son la Dirección General de Salud y la Dirección General de Salud Pública, respectivamente, por lo que estas comunidades, a pesar de tener planes de humanización propiamente dichos, no disponen de estamentos particularmente designados a ocuparse de la humanización.

CC. AA. CON PLANES DE SALUD

Respecto a las tres CC. AA. que no tienen planes de humanización, ésta cuelga directamente de los respectivos departamentos de Salud, Sanidad y Servicios Sociales, ya que no disponen de estamentos concretos que se ocupen de la humanización, al igual que no tienen planes específicos para el desarrollo de esta.

RESPONSABILIDAD SOCIAL CORPORATIVA

CC. AA. CON PLANES DE HUMANIZACIÓN

Esta arista del poliedro de la humanización está presente en la gran mayoría de los planes analizados en este documento, bien sea de forma directa o indirecta, y utilizando conceptos diversos para describir aspectos varios estrechamente relacionados con la responsabilidad de la Administración hacia la ciudadanía en general y hacia la atención sanitaria en particular. Solo en Castilla y León y la Comunidad Foral de Navarra no se han detectado referencias a la Responsabilidad Social Corporativa (RSC) o a conceptos que de forma implícita mencionaran ésta o estuvieran claramente relacionados con lo que significa la RSC.

CC. AA. CON PLANES DE SALUD

Incluso las tres CC. AA. que no tiene planes específicos de humanización cuentan con planes de salud que contemplan aspectos directamente relacionados con la RSC.

VISIBILIDAD EN INTERNET

CC. AA. CON PLANES DE HUMANIZACIÓN

Todos los planes de humanización de las distintas CC. AA. analizados en este estudio están disponibles en formato PDF y de forma gratuita en las páginas web de los departamentos o consejerías de Salud correspondientes. Esto facilita el acceso de la ciudadanía a estos planes, cuyo enfoque y objetivos estratégicos están descritos de forma breve pero comprensible en estas páginas web (véase el listado de direcciones URL donde se pueden descargar archivos PDF de estos planes en la Bibliografía).

CONTRATOS DE GESTIÓN

CC. AA. CON PLANES DE HUMANIZACIÓN

La existencia de contratos de gestión que vinculen el gasto público directamente con el desarrollo e implementación de las acciones y actuaciones descritas en los planes de humanización de las respectivas CC. AA. está dividida al 50%. Es decir, hay cuatro planes que los mencionan específicamente como elementos clave, especialmente para la implementación, y cuatro que no lo hacen. Las cuatro CC. AA. que los mencionan son Andalucía, Islas Baleares, la Comunidad de Madrid y Galicia;

y las que no, Castilla-La Mancha, Castilla y León, la Comunidad Foral de Navarra y el Principado de Asturias.

También los planes de Aragón y Extremadura especifican la existencia de estos contratos. Esto no es así en el plan estratégico del País Vasco.

NOTA:

La diversidad y heterogeneidad de los planes y estrategias de humanización están en relación fundamentalmente con el nivel de compromiso y evolución de los distintos servicios de salud en las estrategias de gobernanza de sus organizaciones.

Existen abordajes bastante comunes en los distintos planes de humanización, y aquellos servicios que tienen individualizadas sus estrategias de humanización planifican y organizan con mayor determinación y claridad sus acciones de humanización y sus indicadores.

Tener en la estructura de la Consejería de Sanidad o del servicio de salud un rol directamente relacionado con la humanización potencia el desarrollo de los planes.

Aún existe poca participación de los indicadores de humanización que se evalúan en los contratos de gestión de hospitales y atención primaria. Existe una tendencia a incluirlos, pero aún es débil.

Sin lugar a duda, en aquellos servicios autonómicos donde esto acontece, la capacidad de llegada y de creación de cultura de humanización es más alta.

La inexistencia de políticas estatales de humanización debilita la investigación en esta área y genera heterogeneidad en los planteamientos y planes estratégicos. Creemos firmemente que el Ministerio de Sanidad debe establecer un plan estratégico de humanización estatal que vele por el continuo seguimiento y potenciación de estas estrategias, así como potenciar la investigación en las áreas de calidad percibida de los cuidados y humanización de las organizaciones.

2. TABLAS RESUMEN DE LOS INDICADORES ANALIZADOS EN LOS DISTINTOS PLANES (DE SALUD Y DE HUMANIZACIÓN) DE LAS COMUNIDADES AUTÓNOMAS

2.1. IMPLICACIÓN DE LOS PROFESIONALES SANITARIOS

CC. AA. CON PLAN DE HUMANIZACIÓN VIGENTE	INDICADORES				
	COMISIONES	ESCUELAS DE SALUD	FORMACIÓN	RECONOCIMIENTO LABOR PROFESIONAL	PROMOCIÓN SALUD/ CLIMA LABORAL
ANDALUCÍA	Sí	Sí	Sí	Sí	Sí
ISLAS BALEARES	Sí	No	Sí	No	Sí
CASTILLA-LA MANCHA	Sí	Sí[1]	Sí	Sí	Sí
CASTILLA Y LEÓN	Sí	No	Sí	Sí	Sí
COMUNIDAD DE MADRID	Sí	Sí	Sí	Sí	Sí
COMUNIDAD FORAL DE NAVARRA	Sí	Sí	Sí	Sí	Sí
GALICIA	Sí	Sí	Sí	Sí	Sí
PRINCIPADO DE ASTURIAS	Sí	No	Sí	Sí	Sí

CC. AA. CON PLAN DE SALUD VIGENTE	INDICADORES				
	COMISIONES	ESCUELAS DE SALUD	FORMACIÓN	RECONOCIMIENTO LABOR PROFESIONAL	PROMOCIÓN SALUD/ CLIMA LABORAL
ARAGÓN	No[2]	Sí	Sí	SE	SE
EXTREMADURA	No[2]	Sí	Sí	Sí	Sí[3]
PAÍS VASCO	No[4]	Sí[5]	Sí[6]	Sí[6]	Sí[6]

1. Cuelga de la Escuela de Salud y Cuidados de Castilla-La Mancha. (https://escueladesalud.castillalamancha.es/).
2. Hay comisiones, pero no específicamente de humanización.
3. Con el objetivo de conocer el clima laboral.
4. Aunque existían grupos referidos como «Equipos de humanización» en el plan 2019-23.
5. No cuelga directamente del plan porque tiene entidad propia. (https://www.osakidetza.euskadi.eus/osasun-eskola-portada/-/tu-portal-de-salud-y-vida-sana/).
6. De forma implícita por las acciones a desplegar previstas en la línea estratégica 3.
SE. Sin especificar, aunque se mencionen aspectos relacionados con estos ítems.

2.2. PARTICIPACIÓN ACTIVA DE LOS PACIENTES Y SUS FAMILIAS

CC. AA. CON PLAN DE HUMANIZACIÓN VIGENTE	INDICADORES					
	ACCESIBILIDAD	DECRETO PARTICIPACIÓN CIUDADANA	COMITÉS DE PACIENTES	INFORMACIÓN/ FORMACIÓN	INSTRUMENTOS DE PARTICIPACIÓN	TELEMEDICINA/ TECNOLOGÍA
ANDALUCÍA	Sí	Sí[1]	NE	Sí	Sí	Sí
ISLAS BALEARES	Sí	Sí[2]	Sí	Sí	Sí	Sí
CASTILLA-LA MANCHA	Sí	Sí[3]	NE	Sí	Sí	Sí
CASTILLA Y LEÓN	Sí	Sí[4]	NE	Sí	Sí	Sí
COMUNIDAD DE MADRID	Sí	NE	Sí	Sí	Sí	Sí
COMUNIDAD FORAL DE NAVARRA	Sí	Sí[5]	NE	Sí	Sí	Sí
GALICIA	Sí	Sí[6]	NE	Sí	Sí	Sí
PRINCIPADO DE ASTURIAS	Sí	Sí[7]	NE	Sí	Sí	Sí

CC. AA. CON PLAN DE SALUD VIGENTE	INDICADORES					
	ACCESIBILIDAD	DECRETO PARTICIPACIÓN CIUDADANA	COMITÉS DE PACIENTES	INFORMACIÓN/ FORMACIÓN	INSTRUMENTOS DE PARTICIPACIÓN	TELEMEDICINA/ TECNOLOGÍA
ARAGÓN	Sí	Sí[8]	Sí[9]	Sí	Sí	Sí
EXTREMADURA	Sí	Sí[10]	NE	Sí	Sí	Sí
PAÍS VASCO	Sí	NE[11]	NE	Sí	Sí	Sí

1. **Andalucía.** Ley 7/2017, de Participación Ciudadana de Andalucía.
2. **Islas Baleares.** Real decreto 1112/2018, de 7 de septiembre.
3. **Castilla-La Mancha.** Ley 8/2019, de 13 de diciembre, de Participación de Castilla-La Mancha. «BOE» núm. 31, de 5 de febrero de 2020.
   (https://www.boe.es/diario_boe/txt.php?id=BOE-A-2020-1654).
4. **Castilla y León** 2021. Por lo que se refiere a la participación de los usuarios del sistema público mediante el sistema de reclamaciones y sugerencias se establece el siguiente marco legislativo:
   - Decreto 40/2003, de 3 de abril, relativo a las guías de información al usuario y a los procedimientos de reclamación y sugerencia en el ámbito sanitario.
   - Orden SAN/279/2005, de 5 de abril, por la que se desarrolla el procedimiento de tramitación de las reclamaciones y sugerencias en el ámbito sanitario y se regulan la gestión y el análisis de la información derivada de las mismas [21].
5. **Comunidad Foral de Navarra.** Decreto Foral 31/2023, de 22 de marzo, por el que se regula la composición, organización y funcionamiento del Consejo Navarro de Participación Ciudadana. BON N. XX65 - 31/03/2023
6. **Galicia.** LEI 7/2015, do 7 de agosto, de iniciativa legislativa popular de participación ciudadana del Parlamento de Galicia.
   (https:// www.es.parlamentodegalicia.es/ParticipacionCidada).
7. **Principado de Asturias.** Resolución de 31 de julio de 2017, de la Consejería de Presidencia y Participación Ciudadana, por la que se dispone la publicación del texto consolidado del Decreto 62/2015, de 13 de agosto, por el que se establece la estructura orgánica básica de la Consejería de Presidencia y Participación Ciudadana, modificado por Decreto 14/2016, de 13 de abril, y Decreto 47/2017, de 26 de julio. Boletín N.º 180 del viernes 4 de agosto de 2017.
8. **Aragón.** Ley 8/2015, de 25 de marzo, de Transparencia de la Actividad Pública y Participación Ciudadana de Aragón.
9. **Consejos de Salud de Zona.**
   (https://www.saludinforma.es/portalsi/participacion/participacion-en-salud/consejos-de-salud-de-zona).
10. **Extremadura.** Ley 4/2013, de 21 de mayo, de Gobierno Abierto de Extremadura.
11. **País Vasco.** Sí existe una proposición de Ley de Transparencia y Participación.
    (https://parlamentovasco.eaj-pnv.eus/es/adjuntos-documentos/18622/pdf/proposicion-de-ley-de-transparencia-y-participacion).
NE. **No encontrado** en el plan de humanización analizado de la CC. AA.

2.3. ASPECTOS ORGANIZATIVOS

CC. AA. CON PLAN DE HUMANIZACIÓN VIGENTE	VIGENCIA DEL PLAN	DISTINTAS EDICIONES	ORIENTACIÓN/OBJETIVO	INDICADORES				
				NIVEL DE DETALLE	NIVEL JERÁRQUICO ORGANIZACIÓN	RSC	VISUALIZACIÓN WEB	CONTRATOS GESTIÓN
ANDALUCÍA	Desde 2021	No	Respetar la dignidad y los derechos de las personas	Líneas estratégicas, objetivos y acciones	Secretaría General de Humanización, Planificación, Atención Socio-sanitaria y Consumo	Sí	Sí	Sí
ISLAS BALEARES	Hasta 2027	Sí	Proporcionar una atención centrada en las personas	Líneas estratégicas y acciones	Subdirección de Humanización, Atención al Usuario y Formación	Sí	Sí	Sí
CASTILLA-LA MANCHA	Hasta 2025	Sí	Respetar la dignidad y los derechos de las personas	Líneas estratégicas, objetivos y acciones	Dirección General de Humanización y Atención Sociosanitaria	Sí	Sí	NE
CASTILLA Y LEÓN	Desde 2021	No	Proporcionar una atención centrada en las personas	Niveles de proximidad, áreas de intervención, proyectos y protocolos	Dirección General de Asistencia Sanitaria y Humanización	NE	Sí	NE

INDICADORES

CC. AA. CON PLAN DE HUMANIZACIÓN VIGENTE	VIGENCIA DEL PLAN	DISTINTAS EDICIONES	ORIENTACIÓN / OBJETIVO	NIVEL DE DETALLE	NIVEL JERÁRQUICO ORGANIZACIÓN	RSC	VISUALIZACIÓN WEB	CONTRATOS GESTIÓN
COMUNIDAD DE MADRID	Hasta 2025	Sí	Proporcionar una atención centrada en las personas	Líneas estratégicas, objetivos y acciones	Dirección General de Humanización y Atención al Paciente	Sí	Sí	Sí
COMUNIDAD FORAL DE NAVARRA	Desde 2017	No	Situar a los pacientes y ciudadanos como ejes del sistema de salud	Líneas estratégicas, objetivos generales y específicos y acciones priorizadas	Dirección General de Salud	NE	Sí	NE
GALICIA	Desde 2019	No	Situar a la persona como centro de la asistencia sanitaria	Ejes estratégicos, líneas y acciones	Dirección General de Salud Pública	Sí[1]	Sí	Sí
PRINCIPADO DE ASTURIAS	Desde 2021	Sí	Modelo de atención sanitaria centrado en la persona	Líneas estratégicas, acciones y procedimientos	Dirección General de Ciudadanos, Humanización y Atención Sociosanitaria	Sí	Sí	NE

1. Asignado a los centros

CC. AA. CON PLAN DE SALUD VIGENTE	INDICADORES							
	VIGENCIA DEL PLAN	DISTINTAS EDICIONES	ORIENTACIÓN/OBJETIVO	NIVEL DE DETALLE	NIVEL JERÁRQUICO ORGANIZACIÓN	RSC	VISUALIZACIÓN WEB	CONTRATOS GESTIÓN
ARAGÓN	Hasta 2030	No	Mantener y mejorar la salud de la población	Etapas, áreas, objetivos y actuaciones; medidores	Dirección General de Salud	Sí	Sí	Sí
EXTREMADURA	Hasta 2028	Sí[2]	Mejorar y prolongar la calidad de vida con eficiencia impulsando un sistema de salud garantista	Ejes estratégicos, objetivos y líneas de actuación	Consejería de Sanidad y Servicios Sociales	Sí[1]	Sí	Sí
PAÍS VASCO	Hasta 2025	Sí[2]	Mejorar la salud de las personas contando con su participación	Líneas estratégicas[2], objetivos y acciones	Departamento de Salud	Sí[3]	Sí	SE

1. Se hace alusión a que se realizarán esfuerzos comprometidos con este ítem.
2. La línea estratégica 3 se ocupa específicamente de la Humanización.
3. Entendida como un compromiso con la sociedad.
RSC. Responsabilidad Social Corporativa
SE. Sin especificar en el plan analizado

CONCLUSIONES

El análisis descriptivo de los diversos planes de humanización y salud de las comunidades autónomas españolas –que ha sido posible incluir en este estudio– y mediante los indicadores específicos seleccionados, revela de manera sistemática una serie de observaciones que permiten la formulación de algunas conclusiones. Para ser precisos, es necesario indicar que prácticamente todos los datos observados pertenecen a un proceso en continua evolución y desarrollo que, en consecuencia, presenta una foto puntual del estado de la cultura de humanización en España con respecto a sus ideas e intenciones, más que formular conclusiones categóricas. Sin embargo, este estudio no puede evaluar el estado actual de desarrollo o implementación de las acciones concretas derivadas de estos propósitos, ya que esto corresponderá, si cabe, a los responsables de estas tareas en cada una de las consejerías y departamentos de salud de las distintas CC. AA. Y, en especial, será tarea clave de los responsables de las áreas de atención al cliente o de las diferentes secretarías o subdirecciones de humanización en cada uno de los centros (hospitales, atención primaria, unidades de diagnóstico, etc.) donde, en definitiva, deben ponerse en práctica cada día las actuaciones descritas en los respectivos planes.

Hecha esta aclaración, que no deja de ser una conclusión en sí misma, y visto que algunas ediciones más recientes de los planes analizados contemplan ya determinados medidores del grado de excelencia con el que se está implementando la cultura de humanización –para evaluar también su grado de desarrollo– hay que insistir en que este estudio plantea las herramientas necesarias para sacar conclusiones desde un punto de vista cualitativo –y, aunque en menor medida, también cuantitativo–, pero no permite, en ningún caso, evaluar el grado de implementación de los planes.

1. CONCLUSIONES TÉCNICAS

El desarrollo de las iniciativas en humanización de las distintas CC. AA. del Estado español es muy dispar. Mientras que algunas cuentan ya con hasta tres planes en los que se tratan, de forma directa o indirecta, conceptos relacionados con la humanización, en algunas otras ni siquiera se ha diseñado un primer plan. No obstante, se puede observar que:

1. La preocupación por hacer partícipe al ciudadano en la gestión de salud está extendida en la práctica totalidad de las comunidades, con herramientas como las escuelas de salud.

2. La tecnología, como vehículo para la transmisión de información y conocimiento, es un elemento clave.

3. Existen comisiones de humanización en todas aquellas CC. AA. con planes específicos de humanización, pero no en aquellas donde solo existen planes de salud.

4. Impulsar y garantizar la formación de los profesionales sanitarios en humanización es una actuación común.

En cuanto a los aspectos organizativos y logísticos, la conclusión principal es que la gran mayoría de los planes están orientados a convertir a la persona en el centro de la atención sanitaria. Para ello utilizan ejes y líneas estratégicas que determinan objetivos globales y específicos para establecer acciones y actuaciones muy concretas concebidas alrededor del paciente –y sus familiares–, así como del profesional sanitario, como el puntal imprescindible en torno al cual deben establecerse todos los procesos y métodos relacionados con la accesibilidad, el trato humano, la responsabilidad social y la visualización de los servicios que se ofrecen. Al mismo tiempo, se ha observado que aproximadamente la mitad de las CC. AA. vinculan la implementación práctica de sus planes a contratos de gestión asociados con partidas económicas destinadas a asegurar, en la medida de lo posible, el compromiso de los profesionales de la salud con la cultura de humanización y la excelencia que ésta exige, de su parte, en los servicios que prestan.

2. CONCLUSIONES ESTRATÉGICAS

1. El estado de la humanización en España cuenta con una buena salud.

2. Se precisa mejorar el grado de desarrollo de los planes, así como la expansión de estas iniciativas a la totalidad del territorio del Estado.

3. Se necesitan más datos para analizar si sería oportuno, para una mejor implementación de la humanización en España, la homogeneización de los planes autonómicos a través de algún tipo de iniciativa que tal vez debería impulsar el Ministerio de Sanidad.

EPÍLOGO

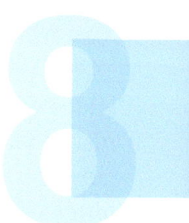

El análisis retrospectivo y comparativo que este trabajo realiza con relación a los proyectos de humanización de la atención sociosanitaria en nuestro país y en su Sistema Nacional de Salud (SNS) es una aportación singular de gran calado.

Abre, además, la necesidad de ahondar con más estudios y propuestas en las necesidades presentes y futuras en ese ámbito.

Este trabajo nos permite objetivar que hay una amplia preocupación y ocupación por situar a las personas enfermas en el centro de nuestro SNS, espacio mayormente ocupado hasta hace unos años por la enfermedad.

Las políticas al respecto surgidas en nuestros SNS y objeto de este estudio recogen iniciativas propias e iniciativas surgidas en los movimientos asociativos de pacientes y ponen de manifiesto que estamos al final de una transición de la llamada atención al usuario a la atención centrada en la persona. Pero aun viendo ya la luz al final del túnel, queda recorrido para salir de él.

Las políticas se traducen en planes y éstos se implementan en las organizaciones por medio de las personas que atienden a las personas, con la ayuda de alguna que otra tecnología. Este aspecto queda muy bien reflejado en el apartado de discusión del estudio.

Los profesionales sanitarios, que tienen incorporados en los valores del profesionalismo los valores del humanismo, ya no atienden a las personas en solitario. Manejan en su ejercicio entornos cada vez más complejos e interrelacionados en los que la concurrencia de profesiones y disciplinas se hace necesaria. Además, se han de centrar cada vez más en cuidar y contener las enfermedades, una vez conseguida su cronificación. Su alineación con los postulados que plantean planes y proyectos no ofrece dudas. Su capacitación para ejercerlos en el marco del trabajo en equipo y entre niveles requiere del máximo apoyo desde las Administraciones, las universidades, los colegios profesionales y las sociedades científicas.

Tenemos muchas experiencias de éxito en la aplicación de iniciativas. El *benchmarking* ayudaría mucho a un avance general en la humanización de la atención sanitaria. Porque no hay buenas o malas políticas, buenos o malos planes. Hay buenos o malos resultados. Por ello, trabajar en la creación de estándares, acordes con nuestra realidad, y a los que referir indicadores es también algo en lo que deberemos progresar.

El estudio realizado nos lo pone de manifiesto. Debemos reforzar y seguir apoyando la cultura de humanización que impregna ya de forma sobresaliente a nuestro SNS. Lo debemos hacer con estudios y trabajos que ahonden en conceptos, aporten metodología e instrumentos para su pleno desarrollo por parte de quienes atienden a las personas y que propongan sistemas de evaluación de los resultados de las acciones realizadas a nivel de las organizaciones que permitan la universalización de las mejores.

Boi Ruiz
Director del Instituto Universitario de Pacientes
y de la Cátedra de Gestión Sanitaria
y Políticas de Salud de la UIC

BIBLIOGRAFÍA

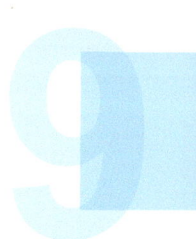

NOMBRES OFICIALES DE LAS CC. AA. DE ESPAÑA

https://administracion.gob.es/pagFront/espanaAd-
mon/directorioOrganigramas/comunidadesAuto-
nomas/comunidadesAutonomas.htm

PLANES DE HUMANIZACIÓN EN ESPAÑA

Plan de Humanización de la Asistencia Sanitaria en España
de 1984: https://ingesa.sanidad.gob.es/bibliotecaPu-
blicaciones/publicaciones/internet/docs/Plan_Huma-
nizacion_AsistHospit.pdf

Plan de Humanización de la Atención Sanitaria del Sistema
Sanitario Público de Extremadura: http://www.areasa-
ludplasencia.es/wasp/pdfs/7/714003.pdf

Estrategia de Humanización del Sistema Sanitario Público de Navarra de 2017: http://www.navarra.es/
NR/rdonlyres/684B6D5D-02FA-465D-9F1C-EC-
60CE963B0C/430016/estrategia_de_humanizacion_
del_sistema_sanitario_p.pdf

Estrategia de Humanización de la Asistencia Sanitaria del Servicio Gallego de Salud (SERGAS) de 2019: https://www.sergas.es/Humanizacion/estratexia-de-humanizacion?idioma=es

Plan de Humanización del Sistema Sanitario Público de Andalucía (SSPA) de 2021: https://www.juntadeandalucia.es/export/drupaljda/Plan%20Humanizaci%-C3%B3n%20SSPA_v12042021.pdf

Plan Persona de la Consejería de Sanidad de Castilla y León de 2021: https://www.saludcastillayleon.es/institucion/es/planes-estrategias/plan-persona.ficheros/2007708-Plan%20Persona.pdf

Plan de Humanización de la Asistencia Sanitaria de 2021. Horizonte 2025: https://sanidad.castillalamancha.es/files/documentos/pdf/20230314/plan_de_humanizacion_asistencia_sanitaria_horizonte_25_clm_def_interactivo_v4.pptx_.pdf

Plan de Humanización del Sistema Sanitario Público del Principado de Asturias de 2021: https://www.astursalud.es/documents/35439/800740/L%C3%ADneas+Generales+Plan+humanizaci%C3%B3n+21x21_Ed23.pdf/ade42ecd-d0f5-1b8a-f59a-5ee00f4a152e?t=1675410859895

II Plan de Humanización de la Asistencia Sanitaria de la Consejería de Sanidad de la Comunidad de Madrid 2022-2025: https://www.madrid.org/bvirtual/BVCM050581.pdf

II Plan de Humanización en el Ámbito de la Salud de la Comunidad de Illes Balears 2022-2027: https://www.ibsalut.es/docs/Plans_programes_estrategies/ES/Plan%20Humanizaci%C3%B3n%20IB-SALUT_ESP.pdf

PLANES DE SALUD EN ESPAÑA

Plan de Salud de Aragón 2030, publicado en 2018: http://plansaludaragon.es/

Plan de Salud de Extremadura 2021-2028: https://www.juntaex.es/documents/77055/406857/Actuacion-Plan+de+Salud+de+Extremadura+2021-2028.pdf/737a5164-afe7-3355-20ef-79f86799aa44?t=1636388684697

Plan Estratégico de Osakidetza 2023-2025: https://www.osakidetza.euskadi.eus/contenidos/informacion/osk_trbg_planes_programas/es_def/adjuntos/osakidetza-plan-estrategico-23-25_es.pdf

ORGANIGRAMAS CONSEJERÍAS DE SALUD CC. AA.

COMUNIDAD DE MADRID

Ver PDF «CCAA_Organigrama CSM_Madrid»: https://www.comunidad.madrid/transparencia/sites/default/files/ckeditor/organigrama-12112021.pdf

CASTILLA-LA MANCHA

https://sanidad.castillalamancha.es/quienessomos/sanidadencastillalamancha/organigrama-consejeria

Dirección General de Humanización y Atención Sociosanitaria: https://transparencia.castillalamancha.es/titular/223479

CASTILLA Y LEÓN

https://www.saludcastillayleon.es/institucion/es/organizacion/organigrama

CANTABRIA

https://www.scsalud.es/organigrama

Asturias

Ver PDF «CCAA_Consejeria de Salud_Asturias.pdf»:
https://www.asturias.es/documents/217090/2411887/
Saludpdf/da1f5384-73fb-1643-b8d5-94e379d0ebfa?t=
1695119259976

País Vasco

https://www.euskadi.eus/web01-s2osa/es/contenidos/
entidad/entitycecd4932/es_def/index.shtml

Navarra

https://www.navarra.es/es/gobierno-de-navarra/
organigrama/-/id/departamento/10003476

Aragón

https://aplicaciones.aragon.es/organigrama-gobierno-
aragon/ArbolDepartamentosServlet

Cataluña

http://sac.gencat.cat/sacgencat/AppJava/organigrama.
jsp?codi=2803

La Rioja

https://web.larioja.org/estructura-sector-publico/
consejeria-de-salud-y-politicas-sociales

Valencia

Ver PDF «CCAA_Consejeria de Salud_Valencia.pdf»:
https://www.gva.es/contenidos/publicados/SAN_
CASTE.pdf

Extremadura

https://www.juntaex.es/lajunta/directorio/uo?codigo
DIR3=A11027405

Andalucía

Ver PDF «CCAA_Consejeria de Salud_Andalucia.pdf»:
https://www.juntadeandalucia.es/organismos/salud
yconsumo/consejeria/organigrama.html

Islas Baleares

https://www.ibsalut.es/servei/organitzacio/organs-de-direccio

Murcia

Ver PDF «CCAA_Consejeria de Salud_Murcia.pdf»: https://transparencia.carm.es/navegacion-categorias?p_p_id=101_INSTANCE_Cml7eW3nEPjl&p_r_p_564233524_reset Cur=true&p_r_p_564233524_categoryId=232612#gsc.tab=0:~:text=Decretos%20de%20estructura-,Organigrama,-Secretar%C3%ADa%20General

Islas Canarias

https://www.gobiernodecanarias.org/sanidad/informacion_corporativa/organigrama/

Galicia

https://www.sergas.es/Saude-publica/DXSP-Organigrama

SE TERMINÓ DE IMPRIMIR ESTA EDICIÓN DE
*SITUACIÓN ACTUAL DE LA HUMANIZACIÓN
DE LA ATENCIÓN SANITARIA EN ESPAÑA.
REVISIÓN 2023-2024*
EL DÍA 10 DE MAYO DE 2024,
FESTIVIDAD DE SAN JUAN DE ÁVILA.

LAUS DEO VIRGINIQUE MATRI